ENTRE LAS LATINAS

FUEGO Y HIELO ENTRE LAS LATINAS

RODRIGO MUÑOZ, M.D.

Y

MARILYN MARTIN, M.D.

HILTON PUBLISHING COMPANY
ROSCOE, ILLINOIS

A Livia, mi latina favorita

Muchas gracias a Alicia, Consuelito, Margot, Maricela, Laura, Yolanda, Sandra, Delfina, y Luz por su ayuda.

Derechos reservados © 2003 por Rodrigo A. Munoz y Marilyn Martin

Publicado por Hilton Publishing Company, Inc.
PO Box 737
Roscoe, IL 61073
815-885-1070
www.hiltonpub.com

Aviso: La información contenida en el presente libro es verídica y completa hasta el punto en que lo son las fuentes de referencia consultadas, y la misma no pretende remplazar, contradecir o entrar en conflicto con los consejos dados a los lectores por sus médicos. Los autores y el editor desconocen cualquier responsabilidad derivada del uso específico de cualquier parte o de toda la información provista en este libro.

Impreso y encuadernado en los Estados Unidos de América

ISBN: 0-9716067-8-1

Índice

Prologue

Es para mi un placer hacer una breve introduccion a la obra Fuego y Hielo entre las Latinas producida por los doctores Munoz y Martin. Esta obra ofrece una descripcion precisa y compleja de diferentes patologias psiquiatricas que se presentan en mujeres latinas en especial pero que tambien se presentan en mujeres de otros grupos culturales. La obra es especialmente importante porque describe la patologia psiquiatrica en el contexto de la cultura latina. Las descripciones de sintomas y comportamientos patologicos estan descritos en una forma interesante y precisa.

Esta obra es unica en cuanto al enfoque y marco cultural. Su lectura sera de beneficio para medicos psiquiatras, residentes, estudiantes de medicina, psicologos, personal en el cuidado de la patologia mental, pacientes y sus familiares. Espero disfruten de esta obra maestra.

Mauricio Tohen
Lilly Research Fellow
Executive Director Bipolar Research
Lilly Research Laboratories
Indianapolis, IN

Introducción

Este libro comenzó con un taller de trabajo para mujeres en una librería en Washington, DC. Las participantes eran mujeres cansadas de tratar de ser *supermujeres*. Estaban fatigadas, deprimidas y dispuestas a salir de las situaciones que les quitaban su alegría. Sin embargo, ellas eran víctimas de una noción común entre los latinos: que es vergonzoso y pusilánime buscar ayuda para enderezar nuestro camino en la vida.

La psiquiatra Marilyn Martin, directora del taller de trabajo, quiso ayudarlas a examinar sus vidas, lograr lo mejor de sí mismas, obtener el balance que resulta de entenderse a sí mismas y entender mejor sus sentimientos, deseos, miedos y sufrimientos.

A veces nuestras respuestas equivocadas a problemas diarios se basan en lecciones aprendidas en la niñez, como cuando no aprendemos aptitudes que necesitamos después porque nuestros padres nos protegen en demasía, como cuando no aprendemos temprano a manejar con éxito nuestras emociones, o como cuando no nos preparamos temprano a manejar nuestras relaciones con otros.

Este libro ofrece maneras de encontrar nuestras mejores emociones, nuestras mejores relaciones con otros, y las maneras de utilizar mejor nuestras energías y nuestro vigor. Con nuevas maneras de afrontar viejos problemas, podemos mejorar nuestras vidas y las de otros, podemos servir a nuestra comunidad y podemos avanzar hacia nuevas y mejores metas. Así transformamos el hielo que enmudece a muchos en el fuego que caracteriza a la pujanza de la mujer latina.

Un productor mayor de hielo es la depresión. Esta enfermedad tan común y tan poco reconocida afecta todas las funciones del ser humano, es la primera razón por la que la gente no trabaja, y cuesta mucho a nuestra sociedad.

La Organización Mundial de la Salud dice que en el año 2020, la depresión será la segunda causa de muerte temprana y de incapacitación en el mundo, sólo superada por las enfermedades del corazón. La depresión es también la causa principal de los 30,000 suicidios que ocurren en Estados Unidos cada año, y, de acuerdo con el Centro para el Control de las Enfermedades, una causa importante de los 20,000 homicidios que ocurren anualmente en los Estados Unidos.

Finalmente, la depresión y la ansiedad contribuyen grandemente a la drogadicción y al alcoholismo, amenazando así la estructura misma de nuestra sociedad.

La depresión se puede tratar y se puede curar. Este libro le enseñará el camino.

Este libro le ayudará a tomar un inventario de su salud mental, examinando:

- Por qué la gente siente y piensa como lo hace.
- Por qué la gente se comporta como lo hace y termina sufriendo.
- Cómo se puede cambiar esto.
- Cómo se puede ayudar a los niños a que crezcan sanos y fuertes.

También usted aprenderá:

- Los nombres y los síntomas de los desordenes mentales y las medicinas que los tratan.
- La gran variedad y las características de los tratamientos que existen.
- Cuando debe buscar ayuda profesional.

Le pediremos que participe en ejercicios que, seguidos atentamente, serán armas esenciales para cambiar del hielo al fuego.

Este libro se basa en la sabiduría aprendida a través de muchas décadas de aquellos que nos precedieron, y en la experiencia lograda a través del tratamiento de muchos pacientes, que siempre son los mejores maestros.

¿Sola en el mundo?
¿Hasta qué punto?

BRENDA

Muchas empresas tienen hoy en día un contrato con grupos que tratan de establecer las razones por las que los empleados faltan al trabajo o no producen lo que se espera. La primera evidencia de que Brenda tenía problemas fue una llamada de uno de estos grupos.

El psicólogo del grupo ABC había obtenido permiso de Brenda para llamar a la clínica y preguntar por las razones de su ausentismo. Brenda parecía incapaz de trabajar una semana completa . . . parecía que a veces le era difícil trabajar un día completo.

Brenda inicialmente se manifestó sorprendida de que ABC hubiera llamado. Entonces dijo "Mi vida está sin control... tengo problemas en la casa, en el trabajo, con el dinero, con mis amigos y, francamente, con todo el mundo... ¿puede ayudarme?"

Ayudar es lo que nosotros los psiquiatras hacemos, pero primero tenemos que entender los problemas. Sabemos que los valores de los latinos, la lealtad a la familia, las reuniones de amigos para festejar todo lo que no sea triste...y a veces aun eso, la tendencia a compartir todo lo que se pueda, y el deseo de protegernos mutuamente, son características que tienden a conservar la salud.

Estas características son muy vivas y fuertes entre los inmigrantes de otros países. En los Estados Unidos, son fuertes en la familia que inmigra, pero más débiles entre sus hijos, como Brenda, "Americanos" hijos de latinos.

Brenda parecía haberse salido de la sociedad latina sin aceptar otra alternativa, quedándose sin protección o ayuda.

Brenda claramente necesitaba una dosis de Salud Mental.

Salud Mental significa simplemente dos cosas:

- Desalojar los hábitos que causan conflicto, y reemplazarlos con aquellos que reducen conflicto.
- Aceptar y entender los riesgos genéticos y de medio ambiente que crean o aumentan los problemas.
- Antes de hacer esto, Brenda y otros en la misma situación tienen que pensar que buscar ayuda y entender problemas no indican "debilidad." La debilidad es realmente vivir con los problemas porque uno no se atreve a buscar soluciones.

Los padres de Brenda, como tanta gente que se ha mudado de un país a otro, probablemente sufrieron todos los problemas de las personas que no pueden usar el conocimiento que adquirieron en otro país, que tienen que aprender otro idioma, que no pueden contar con amigos poderosos, y que a veces aceptan que no verán sus sueños realizados, pero que sus hijos lo harán mejor. Los hijos, como Brenda, se encuentran entre dos culturas, y a veces rechazan una cultura sin aceptar la otra.

Brenda claramente necesitaba:

- Establecer una identidad.
- Establecer relaciones interpersonales estables.
- Desarrollar las cualidades que le permitieran tener éxito en el trabajo y en otras situaciones.

Si Brenda lograba estas metas, aumentaría su potencial para desarrollarse física, espiritual y emocionalmente, de manera que sus sueños NO tendrían que limitarse. La nueva Brenda podría ser una mejor madre de hijos fuertes y sanos.

TÉCNICAS DE MANEJO:
HACIA LO MEJOR Y LO PEOR

Las técnicas que usamos para manejar nuestros problemas comienzan temprano en la vida, usualmente imitando a nuestros modelos y tutores, con frecuencia a nuestros padres. Aun si estas técnicas han tenido éxito en situaciones y con gentes en el pasado, pueden dejar a la persona sin amparo o energía cuando ella se enfrenta a nuevas situaciones. Realmente queda "en el hielo".

Todos apreciamos a aquellos que parecen flotar a través de la vida aparentemente sin problemas y completando cada acción en forma segura y exitosa. Otros se adaptan con dificultad, y usan técnicas que aumentan la angustia y llevan a la depresión, a la falta de efectividad, e inclusive a la adicción a las drogas y a la destrucción de sí mismos.

Una latina que crece usando técnicas de manejo personal que no lleven al avance y al desarrollo personal no necesita estancarse. Necesita aprender nuevas técnicas que permitan avanzar, conquistar y adquirir salud mental.

EL SIGNIFICADO DE LA "SALUD MENTAL"

¿Qué es la salud mental? Los siguientes párrafos sugieren una respuesta.

ACEPTÁNDONOS A NOSOTROS MISMOS

Esto significa tomar responsabilidad personal por TODOS nuestros pensamientos, sentimientos y acciones. En otras palabras, nos hacemos responsables por lo que somos, aun aquellos aspectos de nuestras vidas que otros pueden habernos enseñado a rechazar. Se nos puede haber dicho que toda forma de agresión se debe sofocar. Sin embargo, la agresión puede ser afirmativa, positiva, y lista para afrontar situaciones de antagonismo.

Muchas formas de educación entre las latinas tienden a eliminar todo lo que se relacione con la vida sexual, la que nosotros los psiquiatras consideramos parte de un equilibrio normal.

MANEJANDO LOS PROBLEMAS EN LA VIDA EN LA FORMA MENOS PELIGROSA

La vida diaria trae desacuerdos, desilusiones y conflictos. ¿Cómo los manejamos? ¿Cuál es el segundo plan cuando el primero falla? ¿Cuál es el plan cuando hay desacuerdos importantes en el hogar? ¿Cuál es el plan cuando el dinero no alcanza para pagar los gastos mensuales? Este libro ofrece actividades como la meditación y el ejercicio que ayudan en momentos de angustia.

EXPRESANDO ALEGRÍA Y SATISFACCIÓN

Se dice que el dolor viene solo pero la alegría se debe buscar. Estas páginas ayudan a pensar en maneras de aumentar los momentos de placer, haciéndolos más duraderos e intensos.

APRENDIENDO LA DIFERENCIA ENTRE LO QUE PODEMOS Y LO QUE NO PODEMOS CONTROLAR

Muchos encuentran gran dificultad en establecer la diferencia. Hay gente que cree que no controla nada, y los problemas se generan por sí mismos. Este es el caso de la mujer que se siente como víctima inocente de un cáncer de los pulmones, después de haber fumado dos paquetes diarios de cigarrillos por décadas.

Algunos tendemos a sentirnos culpables por todo lo malo que nos ocurre o les ocurre a aquellos que dependen de nosotros. La oración para la serenidad merece recordarse:

- Señor, dame
- la serenidad para aceptar lo que no puedo cambiar
- el coraje para cambiar lo que puedo cambiar
- y la sabiduría para aprender la diferencia

MANEJANDO LO QUE NO ESTÁ BAJO NUESTRO CONTROL

Lo malo nos llega a pesar de que no lo invitamos. Aún sin fumar, podemos sufrir cáncer de los pulmones. Podemos sufrir un accidente que no se podía evitar. El ataque el 11 de septiembre en Nueva York demostró que todos estamos expuestos a tragedias que pueden ser enormes. Este libro quiere mostrar que aunque lo peor puede ocurrirle a la mejor gente, lo más importante no es la magnitud de la tragedia sino la forma en que se maneja.

LAMENTANDO LAS PENAS

Antes de que ganemos vigor de nuestras fallas, desilusiones y pérdidas, debemos afrontar honestamente nuestras penas del pasado de manera que las podamos dejar realmente en el pasado.

ENFRENTANDO LA VERDAD

Tenemos que entender lo que nos ha pasado hasta ahora, de manera que podamos sacar mejor partido de lo que se presente en el futuro. Esto libro ayudará a hacer esto. Quienes necesiten más ayuda que la que el libro suministra, deben usar ayuda profesional. Cualquiera que sea la decisión que usted tome, estar dispuesta a buscar ayuda es un paso de gran importancia.

APRENDIENDO A LIDIAR CON EL PASADO

Deje de sentirse culpable. Su pasado no siempre ha producido sus problemas presentes. A veces terminar el predicamento presente requiere sólo que usted vea las opciones presentes, y desarrolle las habilidades que le permitan efectuar un cambio ventajoso en la situación. De igual importancia, manejar el pasado también significa perdonarse a usted misma y a los demás.

- Aprendiendo a relacionarse con otra gente en forma que los gratifique a todos
- Relaciones positivas con otros crean la mayor salud mental.

CUIDADO PERSONAL CONTINUO

Una vez que ha logrado por lo menos algunas de sus metas en salud mental, debe avanzar en forma más completa. Esto es, su salud mental tiene que estar en armonía con su salud física y espiritual.

La propuesta requiere examinar sus buenos y malos hábitos, así como descubrir nuevos métodos para manejar la angustia. Comer bien, hacer ejercicio, y encontrar una fe que llene sus anhelos serán parte de su programa personal. Mantener el progreso puede significar nuevos hábitos que aumenten su bienestar. Esto hábitos pueden requerir el tiempo que ahorra dejando hábitos que no necesita.

LA FAMILIA

Las influencias de la familia son múltiples y con frecuencia llevan en diferentes direcciones, a veces cancelándose unas a otras.

La cultura de los latinos se basa en la familia. Los médicos que sabemos esto esperamos que a la hora del diagnóstico o de establecer el tratamiento, uno o varios familiares quieran participar. Con frecuencia hay varias personas que quieren asistir a la cita con el paciente, dormir con él en el hospital, decidir sobre las medicinas, y asistir a las sesiones de psicoterapia. Si el tratamiento está fallando y el paciente parece no responder a la medicina, nos preguntamos no solamente si el paciente la está tomando o no, sino cuál es la fuerza familiar que se opone al tratamiento. En resumen, entre los latinos, la relación entre el médico y el paciente es con frecuencia la relación entre el médico y la familia.

Pero las influencias no son solamente culturales. Son también biológicas. Las enfermedades mentales tienen un factor hereditario. Si una paciente está deprimida, es frecuente encontrar otras depresiones en la familia. Lo mismo ocurre en los desórdenes de ansiedad, en los desórdenes bipolares, en la esquizofrenia, en los desórdenes obsesivos y fóbicos, aun en algunas formas de demencia. Que alguien tenga una de estas enfermedades no quiere decir que los padres la tengan, y al contrario, la transmisión usualmente no es de padres a hijos, pero la reconstrucción del árbol genealógico a menudo muestra la ocurrencia familiar del desorden. Esto con frecuencia ayuda a entender que nadie debe sentirse culpable en muchos casos en que una enfermedad aparece en la familia. Tampoco es el más débil o el menos sano en la familia el que contrae un problema emocional.

La supervisión temprana y el ejemplo de hábitos de trabajo y de progreso en la familia ayudan a prevenir problemas. La falta de supervisión ayuda a producirlos.

Todos tendemos a imitar a aquellos cuya autoridad respetamos. Aunque hay un factor favorable en esto, también nos puede llevar a encapsularnos en formas de pensar que ya no funcionan tanto o a desplazarnos en la vida siguiendo metas que representan el pasado y no el futuro.

Los hábitos de nuestros padres con frecuencia continúan gobernando nuestras vidas mucho después de nuestra juventud. Si nuestros padres esperaron obediencia ciega, debemos reflexionar antes de esperarla de nuestros hijos. Si nuestros padres creyeron en el castigo físico, debemos reflexionar antes de usarlo. Podemos preguntarnos si las crisis de hoy se deben a crisis producidas por las emociones de aquellos cuya presencia vive en nuestras acciones.

EL PROBLEMA DE LA DESCONFIANZA.

Todos los grupos minoritarios en Estados Unidos tienen una proporción alta de personas sin seguro médico o sin medios económicos para buscar cuidado profesional para su salud. La desconfianza es un factor tan importante como la pobreza o la falta de seguro médico.

Que una latina desconfíe de un médico a quien nunca ha visto, que trabaja en una clínica lejana, y que no habla su idioma no es sorprendente. Lo sorprendente sería lo contrario.

Los latinos hemos hecho esfuerzos exitosos para construir nuestras clínicas cerca de donde nuestras comunidades existen. Ciudades grandes como San Diego tienen un barrio Latino donde existe una clínica latina. No es sorprendente que más del 90% de los pacientes sean latinos.

Desafortunadamente estas clínicas son la excepción en nuestro cuidado médico, especialmente en áreas que tienen una alta población latina: Los pacientes nacieron en Latinoamérica, hablan castellano y tienen ideas sobre el cuidado médico traídas de su lugar de origen. Los médicos nacieron en Estados Unidos, hablan inglés y tienen las ideas sobre el cuidado médico imperantes en Estados Unidos. ¿Hay alguna forma de formar un puente?

El movimiento para disminuir la desconfianza y aumentar el cuidado médico adecuado de las latinas parece moverse en círculos concéntricos:

- Las promotoras son latinas que se ha interesado en problemas de salud, aprenden las realidades y las estrategias terapéuticas básicas, y se desplazan a la comunidad, a veces de casa en casa, buscando acogida para ideas médicas modernas. Estas generosas mujeres han transformado el cuidado médico en muchas comunidades.

- Los grupos latinos que se interesan en la salud diseminan conceptos esenciales sobre el cuidado médico, desarrollan reuniones y programas para educar al público, y presentan información que demuestra que una gran parte de la prevención de enfermedades y el cuidado de la salud se basa en acciones personales. Estas incluyen no fumar, usar alcohol moderadamente, no aumentar de peso, hacer ejercicio, mantener una dieta apropiada, y mantener la presión arterial, el azúcar de la sangre y el colesterol en niveles normales.

- Finalmente, en este momento cuando el consumismo ha llegado a todas partes, cada latina tiene que pensar en sí misma como una consumidora inteligente de las medidas de salud más apropiadas. Esto incluye no dejarse seducir por la propaganda que anuncia toda clase de productos que no están aprobados por autoridades adecuadas para la Food and Drug Administration= Administración de Drogas y Alimentos, pueden no ofrecer ayuda, y ser peligrosos. Esto también requiere conocer la ayuda que pueden prestar las organizaciones médicas (Sociedad Médica local, Sociedad Psiquiátrica) y las organizaciones creadas para apoyar a pacientes que sufren enfermedades específicas.

Las medicinas que los psiquiatras recetamos han pasado por muchas pruebas antes de que lleguen a la farmacia. Nuestras pacientes latinas a menudo creen que las medicinas se hicieron para gente de más peso o estatura que ellas, que todas las medicinas llevan a la adicción, que no son buenas si no ofrecen resultados inmediatos, y que se deben dejar tan pronto como ofrezcan algunos resultados. Estas ideas son falsas y previenen la mejoría.

Los mejores resultados se obtienen cuando la desconfianza se vence a través de comunicaciones precisas y claras entre el médico y el paciente. En esto, la familia latina es un factor crítico en los resultados: Hacer una alianza con la familia es en muchos casos el primer paso hacia el éxito.

ENTENDIENDO NUESTRA ANGUSTIA

Los latinos pertenecemos a todas las razas y tenemos elementos de la mayoría de las culturas en el mundo. Nuestras migraciones recientes han hecho que ya los Estados Unidos sean uno de los países latinos más grandes del mundo. Contando a la gente de Puerto Rico, ya pasamos de 40 millones en Estados Unidos, lo que pone a este país adelante, inclusive, de España. Estos números tan grandes no son inmediatamente aparentes en un país que se acerca a los 280 millones de habitante. Lo son en California, donde hoy en día la mayoría de los niños que nacen en el estado son latinos.

Los números grandes no vienen junto con poderío económico o con fuerza política. Ambos tienen que obtenerse a través de un proceso de adaptación. Esta adaptación no se ha definido como asimilación con otros grupos. Es más una integración de las maneras de ser de los latinos con las de otros. Una integración exitosa necesita que las latinas aprecien su cultura y la transmitan a sus hijos. Es una cultura que pone énfasis en la familia, en la religión, en la risa, en la camaradería y en el deseo de compartir. Esta cultura es modificada por otros factores que son relevantes en cada ser humano:

- La constitución genética.
- La cultura y la sociedad dominantes.
- Las angustias.
- Algunas medicinas para control de la natalidad o para la presión arterial alta.
- Los problemas de la tiroides.

El Cirujano General de los Estados Unidos reporta factores sociales y culturales adicionales:

- Dificultades maritales severas.
- Asinamiento.
- Conducta criminal del padre.
- Enfermedad mental en la madre.
- Entrar a un hogar adoptivo.

Los latinos debemos olvidar el concepto equivocado de que las enfermedades emocionales no nos afectan. Las investigaciones realizadas hasta ahora muestran que nos afectan en una proporción igual a la de otros grupos. Si usted tiene un problema como depresión o ansiedad, debe saber que muchas otras personas también las sufren. Usted no está sola.

De acuerdo con el reporte del Cirujano General de los Estados Unidos sobre salud mental, el veinte por ciento de la gente sufre un padecimiento mental en el curso de doce meses. En el quince por ciento, hay un desorden de drogadicción asociado con el desorden emocional. Cerca del diez por ciento de las personas buscan ayuda de los profesionales de la salud mental, y el cinco por ciento logra atención en escuelas, centros religiosos, servicios sociales, o regularmente a través de esfuerzos personales con ejercicio o meditación.

De nuevo, si tiene un problema de salud mental, no está sola. A veces es difícil admitir esto, aun a usted misma. Hacerlo representa coraje y vigor, no debilidad. Debe estar dispuesta a cambiar hábitos que favorecen la enfermedad, y también estar determinada a llevar una vida más saludable.

Puede ser que Ud. no tenga una enfermedad mental, pero tenga familiares o amigas que la sufran. A veces usted puede reconocer que alguien necesita ayuda. Puede ser que la persona use medios erróneos de conquistar la angustia: el uso de alcohol u otras drogas, dedicándose a los hombres, comiendo demasiado, yendo de compras sin necesidad. El uso de drogas sin supervisión no ayuda, y a veces lleva a adicciones.

A veces olvidamos que la vida puede ser satisfactoria y que el bienestar existe. Demasiadas veces creemos que tenemos que sufrir. Hemos visto a otros aceptar sus cargas, y podemos creer que debemos hacer lo mismo. ¿Por qué nuestro sufrimiento debe seguir el mismo carril? Si aceptamos que puede ser diferente, podemos empezar el camino de la salud mental. Pare esto necesitamos determinación.

BRENDA SIGUE ADELANTE

Brenda estableció una buena relación con su psiquiatra, fue capaz de reconocer la presencia de un desorden depresivo que probablemente había existido intermitentemente por ocho años, y pudo ver que la falta de concentración producida por el desorden depresivo la había llevado a dejar la Universidad. También llegó a entender que su madre y varias tías habían sufrido depresiones.

Brenda inicialmente no quería tomar la medicina. Creía que era un experimento. Cuando Brenda aceptó tomarla, sus síntomas mejoraron y fue capaz de empezar a manejar su vida mejor. Su rendimiento en el trabajo mejoró, siguió en el mismo puesto, y logró que otros apreciaran su progreso, identificado por ellos como un cambio milagroso. Brenda pensó que en vez de un milagro era el resultado de trabajo que rindió buenos resultados.

- Pasos hacia la salud mental optima
- Revise su historia familiar y examine los beneficios que le ha proporcionado.
- Recuerde estar satisfecha por preocuparse por su salud mental y leer este libro.
- Piense en las ideas y temores que tenga sobre la enfermedad mental y la forma como pueden interferir con la necesidad de buscar ayuda.
- Pregúnteles a otros lo que piensan sobre salud mental. Pregúnteles si buscarían ayuda en caso de que la necesitaran.

CAPÍTULO PRIMERO
Usando su conocimiento sobre salud mental.
¿Podría reconocer una depresión?

Los números del uno al diez son para adultos. Los números del uno al veinte son para adolescentes. Los síntomas tienen que haber estado presentes por lo menos por dos semanas.

Está presente—2   No estoy segura—1   No está presente—0

_____ 1. Tristeza, desaliento, pesimismo

_____ 2. Sentimientos de culpa o falta de esperanza

_____ 3. Falta de interés en otra gente o en las actividades habituales

_____ 4. Aumento o disminución en peso o apetito

_____ 5. Aumento o disminución en el sueño

_____ 6. Falta de energía, fatiga

_____ 7. Disminución o aumento en la actividad diaria

_____ 8. Dificultad para pensar o concentrarse

_____ 9. Pensamientos de suicidio, planes de suicidio

_____10. Historia de depresión o alcoholismo en la familia

_____ **Total para la evaluación de un adulto**

_____11. Disminución en los grados escolares

_____12. Deseo de no ir o rechazo de la escuela

_____13. Llora o se preocupa demasiado

_____14. Aislado de los condiscípulos

_____15. Disgustada en la mañana

_____16. Amanece de mal humor

_____17. Pataletas, hostilidad, conducta agresiva

_____18. Quejas somáticas como dolores en el cuerpo

_____19. Historia de mojar la cama

_____20. Accidentes frecuentes

_____ **Total para la evaluación de un niño o adolescente**

Adulto	Niño / Adolescente	Recomendación
5–10	10-20	Considere evaluación
10-15	20-30	Necesita una evaluación
15-20	30-40	La evaluación es imperativa

2

DIME CON QUIEN ANDAS Y TE DIRÉ QUIEN ERES

ESTEFANA

Cuando Estefana entraba a los almacenes de ropa, todos los vendedores se miraban y hacían gestos indicadores de que las mejores ventas iban a comenzar. Ganarían más porque Estefana generalmente gastaba todo lo que podía... y más. Ella compraba tanto, que con frecuencia no desprendía las etiquetas con los precios, de manera que podía intercambiar mercancías cuando se le acababa el dinero o ya no tenía crédito.

En la oficina, Estefana irradiaba alegría y entusiasmo cuando era hora de hablar sobre sus compras. Desgraciadamente, tanto la alegría como el entusiasmo eran efímeros. Eran meros interludios en medio de sentimientos de falta de control y de desesperación.

Cuando Estefana vino a la primera cita, ya había empezado a examinar sus problemas. Sabía que compraba más cuando estaba irritada con su esposo o con su jefe. Este conocimiento no la cambiaba. Ella había decidido que su conducta era "genética," porque la compartía con su madre y sus hermanas.

El terapista tenía enfrente una tarea difícil: demostrarle a Estefana que ella tenía control, mientras Estefana creía que no tenía ninguno.

LA DANZA DE LOS PENSAMIENTOS Y LOS SENTIMIENTOS

¿Recuerda el bolero? A veces, estando sola, puede sentir que va a través de los pasos de la danza. Su familiaridad con ella le permite moverse como si cada paso es automático.

Podemos imaginarnos los pensamientos y las emociones como dos bailarines expertos: se mueven como si fueran una sola persona. Un pensamiento genera la música que conduce a los sentimientos que concuerdan con el pensamiento.

Las formas de experimentar emociones se establecen temprano en la vida, y continúan a través de ella. Las emociones y los eventos que las producen se entrelazan y se unen, de manera que se vuelven parte común de las experiencias de la persona: un evento dado va a producir en el adulto las mismas emociones que engendró en la infancia. Determinados eventos y pensamientos generan los mismos sentimientos a través de la vida. Después de todo, si esa es la danza que uno conoce, ¿para qué cambiarla? La mujer que decía que su marido presente era lo mismo que el primero, el segundo y el tercero, había danzado el mismo bolero cuatro veces. En esta danza de los pensamientos y las emociones, la repetición no arregla los problemas.

La danza apropiada para el momento puede no ser la que conocemos. Debemos aprender la nueva música si queremos avanzar en la vida.

Las dificultades emergen cuando, como adultos, continuamos usando los mismos métodos obsoletos de comunicación que nos sirvieron mucho tiempo atrás. Es casi como usar ahora los vestidos de moda en tiempos lejanos. Sin embargo, el estilo de conectar pensamientos y emociones no es como los vestidos: es difícil reconocerlo, y aun más cambiarlo.

El éxito que adquirimos durante la juventud con frecuencia se debe a un balance entre nuestros deseos personales y las exigencias de nuestro medio. Este medio a veces pide al mismo tiempo tolerancia y progreso, quietud y una voz enérgica, trabajo de equipo y esfuerzo solitario. El balance entre nuestros pensamientos y nuestro medio ambiente, determina la mejor música a seguir.

CRECIMIENTO SANO COMO PREVENCIÓN

¿Ha tenido plantas en su casa o ha cuidado un jardín? La salud de una planta depende de la cantidad de luz y de agua que recibe, así como de la calidad del terreno. En otras palabras, depende de la nutrición que recibe desde afuera.

Una latina crece en un hogar que en muchas formas determina su destino. Recibe la nutrición, el estímulo, el conocimiento y la seguridad personal que le permiten después desenvolverse y triunfar en el mundo de su futuro.

La persona que no recibe la nutrición y el estimulo necesarios puede crecer como un adulto herido que a menudo necesita mucha ayuda para adquirir la salud mental que le permita alcanzar sus mejores metas.

El terreno en que crecemos

El camino hacia nuestro descubrimiento comienza con un conocimiento claro del lugar de donde venimos. Esto significa hacernos las preguntas adecuadas y reflexionar sobre las respuestas: ¿Dónde crecí? ¿Qué cualidades me dio mi terruño hogareño? ¿Qué deficiencias me dejaron buscando un terreno más fértil?

En cada familia hay reglas que se pasan de padres a hijos, pero aprendemos más siguiendo el ejemplo de quienes nos rodean. Pocos se sorprenderían de saber que un niño que creció viendo a su madre ser atacada por su compañero, crezca para volverse el verdugo de otras mujeres. Lo que el adolescente vio no significa que necesariamente adquiera la misma conducta. Simplemente indica que el hombre que atacaba a la madre se convierte en un modelo negativo para el muchacho. Con más suerte, este habría tenido ejemplos más positivos para imitar. Como sucedieron las cosas, la influencia es negativa y quizás sólo se pueden cambiar los resultados con la ayuda de los profesionales de la salud mental.

Usted puede reconocer en sí misma los efectos de modelos negativos en su pasado. Puede decirse a usted misma que no seguirá estos modelos, pero quizás necesite ayuda profesional para derrotarlos.

ALGUNOS TÉRMINOS BÁSICOS

Ya hemos hablado sobre la relación entre el pensamiento y los sentimientos . . . como avanzan unidos a través de la vida. Muchos terapistas pensamos que la depresión con frecuencia llega junto con modelos equivocados de conceptuar hechos y situaciones. La terapia puede ser tremendamente efectiva en cambiar la forma como la persona deprimida piensa. Pero, ¿cómo piensa? Aquí presentamos diez formas de pensar que pueden ser destructivas.

TODO O NADA ("IRSE AL EXTREMO")—Usted ve las cosas solamente en blanco o negro: o hace las cosas perfectamente, o es un fracaso.

GENERALIZACIÓN EXCESIVA—Un hecho negativo le da color a todos los hechos. Si usted ha fallado en algo, espera fallar en todo. Un problema en una situación, hace ver todas las situaciones como problemáticas. Usted quiere hacer un reporte para su jefe pero alguien está usando su escritorio, usted piensa "nunca voy a terminar este reporte."

EL FILTRO MENTAL—Usted se enfoca casi exclusivamente en un hecho negativo, de manera que pierde noción de toda la realidad, y termina juzgándola a través de ese hecho. Se resbala en un piso mojado al comienzo del día y piensa "no hay duda que hoy va a ser un fracaso completo".

NEGANDO LO POSITIVO—Usted no reconoce los aspectos positivos, las ventajas o las oportunidades que existen en algo, pensando que lo positivo realmente no existe.

SALTANDO A CONCLUSIONES—Usted espera lo peor, aunque las circunstancias o los hechos no justifican una percepción negativa. Un caso común es cuando usted juzga a otra persona por la expresión de su rostro o por otra característica que realmente puede no tener significado.

AUMENTANDO O DISMINUYENDO—Usted exagera la importancia de algo negativo, o disminuye los resultados de algo positivo. Aquí el juicio es basado más en interpretaciones que en realidades.

RACIOCINIO EMOCIONAL—Usualmente justificado con expresiones como "me late que esto es así", o "tengo el sentimiento de que aquello va a fracasar", o sin razones claras, "esto me da muy mala espina".

DECLARACIONES DE DEBER—Usted toma la vida como una obligación permanente para usted y para todos, de manera que se juzga y juzga a otros de acuerdo con obligaciones, demandas, o requerimientos. "No hizo lo que debía", "no cumplió con su deber", "no es el que debiera ser" son expresiones típicas.

ROTULAR Y DESROTULAR—Usted no analiza los hechos o las circunstancias, pero se da un rótulo negativo a usted misma: "Es que yo soy un fracaso", "es que yo siempre me equivoco", "no espere nada bueno, yo siempre pierdo". Desrotular lleva a darse nombres inadecuados a sí misma por hechos que no lo justifican. Usted corre después de ver venir a un perro ladrando y mostrando los dientes. Entonces piensa "es que yo soy una cobarde".

PERSONALIZACIÓN—Usted acepta culpa por hechos neutrales, tragedias naturales, o eventos en los que ni siquiera participó. El vecino tiene un accidente de carro, y usted se siente culpable porque no le avisó que había mucho tráfico.

COMO NOS ADAPTAMOS, PARA BIEN O PARA MAL

Las maneras de pensar que hemos descrito muestran como manejamos pensamientos, sentimientos y problemas externos en formas que no son puramente lógicas. Podemos usarlas a tiempos diferentes, a veces una en vez de la otra. Desafortunadamente a veces las usamos en forma repetida, aun si siguen fallando.

Eric Berne describe el caso de la mujer que nunca se atreve a tomar decisiones en la vida, pero permanentemente da el mejor consejo a los vecinos y a los hijos de todas las amigas. Su propia vida es un fracaso permanente, con quejas de "todo lo malo me pasa a mí". Si la persona pudiera examinar cuidadosamente sus pensamientos, sus emociones y los resultados de ellos, quizás podrá preguntarse "¿cuál fue mi participación? ¿qué hice o no hice para llegar a donde estoy?" quizás ha estado usando maneras defectuosas, que empezaron a una edad temprana y nunca han cambiado, para relacionarse con otros.

David Burns ha escrito sobre el "círculo de la culpa." Aun cuando la culpa es basada en pensamiento ilógico, las causas aparecen como realidades, de manera que la culpa parece ser merecida.

El círculo entonces aparece:

- Me siento culpable y merezco ser condenada. Esto quiere decir que me he portado mal.
- Ya que me he portado mal, merezco sufrir.

Muchas latinas que sufren depresiones pueden reconocer este pensamiento incorrecto en sí mismas. Ayuda mucho recordar que en el raciocinio emocional un sentimiento triste se convierte de por sí en la razón suficiente para la tristeza: "me siento mal, entonces debo haber hecho algo malo." Interesantemente, mucha gente que se siente culpable cree que merece un castigo que cambiará las cosas y hará que la culpa desaparezca. Lo contrario es generalmente cierto: el castigo mismo es tomado como prueba básica de que había razones para sentirse culpable. Un cambio favorable puede ocurrir cuando la persona se da cuenta de que el problema no está en sus acciones sino en la forma como piensa.

Hay personas que toman la depresión misma como un castigo o como una debilidad. La teoría del castigo se basa en el pensamiento de que algo tan doloroso debe ser causado por alguna acción en el pasado (saltando a conclusiones—rotularse a sí misma). De nuevo, si la persona capta que es su manera de pensar y no la realidad la que produce sus conclusiones, puede rechazar estas y buscar ayuda.

Un análisis lógico de la situación a veces ayuda a establecer si hay hechos reales que precedieron la culpa. Usted debe preguntarse:

1. ¿Qué fue lo que realmente hice? ¿Cuáles fueron los resultados reales?

2. Si alguien sufrió debido a mis actos o decisiones, ¿cuál fue el sufrimiento? ¿Cómo se puede reparar?

3. ¿Está la culpa realmente relacionada con hechos que son claros?

4. ¿Cuáles son las lecciones que se pueden aprender?

La suposición de que la depresión se debe a una debilidad ha robado a mucha gente la oportunidad de lograr tratamiento efectivo. Las investigaciones científicas llevadas a cabo por mucho tiempo no han corroborado que una persona que se deprime sufra alguna debilidad especial. La evidencia sugiere cambios químicos en el cerebro que desencadenan, mantienen o prolongan la depresión. Estos cambios no son diferentes de aquellos que ocurren en personas que sufren otras enfermedades comunes. Quizás la personalización ("yo soy débil") que ocurre cuando la persona atribuye su depresión a una debilidad ocurre cuando ella ya está preparada a culparse por eventos que no fueron provocados por ella. Parte de la terapia incluye un cambio en la manera de pensar sobre sí misma.

Hablando de debilidad, la memoria entre muchas latinas es que todas las mujeres de la familia en el pasado fueron fuertes y energéticas. Por lo menos esta fue la apariencia exterior. Probablemente ellas también pasaron a través de los predicamentos emocionales de hoy. Quizás tuvieron menos oportunidades de expresarse y sus papeles en la familia fueron mejor definidos... lo que nos trae de nuevo a Estefana.

Indudablemente, en el mundo presente, se pone gran interés en apariencias, en estar a la moda, en parecerse a gentes de éxito. Aunque su fantasía probablemente era de logros sociales, para Estefana comprar y comprar en exceso se había convertido en una forma de vivir que la estaba arruinando. Las necesidades, los pensamientos, las emociones y los resultados se combinaban en un camino hacia el fracaso. En medio de este camino, Estefana tenía momentos de logro y alegría cuando satisfacía su deseo de tener más, seguidos por largos períodos de dolor examinando las consecuencias.

Comprar en exceso es común en todo el mundo, ciertamente en Estados Unidos. Si Estefana se sentía deprimida, sin valor y sin futuro, sus compras le permitían escaparse temporalmente, sólo para ser la causa de más dolor. La terapia de Estefana se basó en cambiar su manera de pensar y en conseguir que aprendiera a asociar sus mecanismos de pensamiento con las acciones que la destruían.

SUICIDIO EN CUOTAS MENSUALES
Cecilia

Hay circunstancias que llevan a una latina a aislarse y a perder contacto con aquellos que pueden ofrecer soporte y afecto. Con frecuencia esto lleva a infelicidad crónica y a falta de orgullo personal. La latina emigrante que vive lejos de su familia y de los amigos de la infancia está en peligro de aislamiento e infelicidad.

Esto le pasó a Cecilia, quien vivía sola, ayudándose principalmente con recuerdos y con fantasías. Empezó a tomar alcohol los fines de semana, y encontró que esto ayudaba a buscar contactos sociales. En una taberna encontró a un hombre que le pareció atractivo y decente...sin pruebas de lo mismo.

La intoxicación, el deseo de compañía y las palabras amorosas del desconocido vencieron los reparos morales y la reserva habitual de Cecilia. El amigo ocasional explicó que él se cuidaba siempre y era muy selectivo en su vida sexual. Después de todo, su amor por Cecilia era evidencia clara. Por supuesto, él desapareció al día siguiente, y pocos meses después Cecilia encontró que tenía verrugas en su vagina. No guardó las citas que se le dieron para tratar el problema, más que todo por vergüenza y un deseo grande de olvidar lo que había pasado.

Dos años después tenía cáncer cervical con metástasis a los huesos.

Cecilia no cometió un intento claro de suicidio, pero su certificado de defunción debiera decir "suicidio". Y usted sabe lo que esto quiere decir.

¿Podemos ser demasiado fieles a nuestra familia y a nuestro pasado?

A veces nos oponemos al cambio porque queremos ser fieles a nuestra familia, que es lo mismo que ser fieles al pasado. Por ejemplo:

- Mi madre y mi abuela preparaban comidas deliciosas usando todas las vísceras del animal. ¿No debería yo hacer lo mismo?
- Mi madre y mi abuela cumplían todas sus obligaciones sin quejarse y sin demostrar rabia. ¿No debería yo hacer lo mismo?

Podemos creer que cambiar rutinas, hábitos y maneras de hacer las cosas demuestra falta de lealtad a la familia. Por esto puede ser difícil alejarnos de la familia o emprender ideas diferentes que llevan a una vida distinta.

Ser conscientes de como apreciamos nuestra familia y sus valores es el primer paso hacia decisiones justas. Aún queremos y respetamos nuestras familias, pero a veces debemos alejarnos para cumplir nuestras metas personales. No perdemos el amor o el respeto, simplemente apreciamos nuestra propia individualidad y nuestro derecho a un destino propio.

Nuestra resistencia a buscar ayuda personal a veces se debe a nuestro respeto por nuestras madres y abuelas. Nos parece que ellas lo aceptaron todo, sufrieron en silencio, y no tuvieron los bienes personales o las oportunidades que nosotros gozamos. Parece injusto que le paguemos a alguien para que nos ayude a ser diferentes de lo que ellas fueron. ¿Creemos que somos mejores? ¿Menos fuertes?

Quizás no pensamos en terapia simplemente porque creemos que no la merecemos. Buscar lo mejor significa que creemos que lo merecemos. Si aquellos que nos guiaron en la infancia no tenían un sentido cierto de su propio valor, habría sido difícil que nos transmitieran ese valor a nosotros. Si este es el caso, quizás no avanzamos porque no esperamos éxito o porque creemos que no lo merecemos.

Estados Unidos es una nación que se ha convertido rápidamente en un lugar donde muchas culturas compiten. Aquellos que viven en lugares en que su grupo es minoritario, tienen el peligro de verse a sí mismos como los ven aquellos que no los conocen. Muchos en Estados Unidos están empezando a aprender el valor y la excelencia de la cultura latina. A medida que nos integramos, tenemos que estar permanentemente conscientes de nuestro valor. Este valor emana de una cultura que se ha estado formando a través de muchos siglos y tiene mucha evidencia de lo que vale.

Como buscar ayuda

Primero, hay que determinar si las dificultades se deben a un problema físico como la diabetes o las enfermedades de la tiroides. Una visita al médico de la familia es importante. También lo es el seguir sus recomendaciones sobre un estudio de la citología vaginal y un mamograma. Después de cumplir cuarenta años de vida, estos estudios se repiten regularmente, a no ser que el médico recomiende algo distinto.

Déjele saber al médico sobre sus inquietudes acera le de su salud emocional. Muchos médicos quieren hablar sobre esto, o pueden enviarla a otro profesional. Si su médico no lo puede hacer las asociaciones psiquiátricas o medicas del lugar le pueden ayudar.

Si usted ha pensado en causarse daño, por favor, vaya al servicio de emergencias más cercano. Algunas comunidades tienen un servicio de emergencia para prevenir el suicidio.

Si no tiene seguro médico todavía, busque la ayuda de las asociaciones psiquiátricas y médicas. Muchas de ellas tienen programas para ayudar a quienes no tienen manera de pagar por los servicios que necesitan. Cada vez hay más organizaciones de pacientes y de sus familias que asisten a quienes necesitan información o ayuda.

ESTEFANA SIGUE ADELANTE

A medida que avanzaba su terapia, Estefana se volvió cada vez más capaz de entender su tendencia a gastos excesivos. Vino a entender que compraba en exceso como una manera de controlar su miedo de que su esposo la dejara si ella expresaba su hostilidad hacia él.

Romper sus hábitos no fue fácil, especialmente cuando otros la apoyaban en su forma de comprar. Estefana logró mucho con el establecimiento de un plan para manejar su hostilidad, el que incluyo un programa diario de sus actividades y sentimientos, ejercicios físicos, y un programa para expresarse más afirmativamente. Para disminuir sus compras, ella aceptó la regla de las 48 horas. Después de identificar lo que quería comprar, tenía que esperar dos días, durante los cuales gradualmente aprendió a estudiar los sentimientos que la llevaban a comprar lo que no necesitaba.

PASOS HACIA LA SALUD MENTAL ÓPTIMA

Tome algún tiempo para examinar los sistemas de pensamiento que usted usa en su vida diaria que no funcionan tan bien como usted quisiera. ¿Podría obtener más satisfacción en la casa o en el trabajo si se relacionara con otros en forma diferente? ¿Quizás ha llegado la hora de tomar pasos adicionales para aumentar su placer en sus actividades diarias?

SEGUNDO CAPÍTULO
Lista de formas ilógicas de pensar

1. Todo o nada. Mirar las cosas en absolutos, en categorías de blanco y negro.

2. Generalización excesiva. Ver eventos negativos como una cadena ilimitada de fracasos.

3. Filtro mental. Centrarse en lo negativo sin pensar en lo positivo

4. Descontando lo positivo. Insistir en que sus triunfos y sus cualidades no cuentan o no existen

5. Saltando a conclusiones:
   A) Leyendo la mente—Asumir que otros responden negativamente, cuando no hay evidencia definitiva;
   B) Leyendo la fortuna—Predecir, sin pruebas claras, que las cosas van a resultar mal.

6. Magnificación o empequeñecimiento. Dar importancia excesiva a las cosas malas, o reducir el valor de las buenas.

7. Raciocino emocional. El pensamiento se basa en sentimientos negativos: "Me siento estúpida, de manera que realmente debo serlo".

8. Declaraciones de deber. Criticar a otros o a usted misma con planteamientos de obligación que pueden no ser reales.

9. Categorizar y descategorizar. Cambiar la realidad a una generalización no fundamentada: En vez de decir "hice un error", usted se rotula como "fracaso" o algo similar.

10. Personalización y culpa. Culparse a sí misma por algo de lo que no era enteramente responsable.

3

Vadeando el río con sacos de sal al hombro

Reconocer y manejar las causas de angustia

DORA

Cuando se vestía frente al espejo, Dora notó que el cinturón de su vestido negro favorito mostraba que había sido usado demasiadas veces. Pero cuando se enfrentó a su propia cara, notó que lucía peor que el cinturón.

Demasiadas amigas habían muerto del SIDA, pero nadie parecía entender la gravedad de la situación. Su mejor amiga, Marina, había rechazado sus argumentos mientras decía con resignación: "todos tenemos que morir de algo". Estas palabras resonaban en la mente de Dora mientras tomaba el bus para ir al funeral de otra víctima del SIDA, su primo Alberto, cuyo compañero había muerto dos meses atrás.

La tristeza de Dora la estaba consumiendo. Cuando ella trataba de hablar con sus amigas, estas no tenían tiempo. Ella decía "nadie tiene que morir del SIDA", pero nadie la oía. Los grupos de soporte que Dora había atendido no habían sido suficiente. Ella se sentía abandonada, poseída del miedo y sin esperanza.

DESPUÉS DE GRANDES PERDIDAS(TILDE)

En medio del camino de la vida todos pasamos por pérdidas, fallas y desencantos. Aunque muchos esperamos los momentos tristes, otros se quedan en el impacto cuando aparecen los desencantos. No es raro que se quiera evitar lo que le pasa a la mayoría.

Hay una historia del Zen sobre lo que le pasó a una mujer cuyo niño había muerto. Se acercó al maestro del Zen y le pidió que levantara de sus hombros una carga tan dura. El maestro le dijo que el primer paso sería que la mujer fuera de puerta en puerta en el lugar donde vivía, y buscara una casa que no hubiera habido una tragedia. Como era de esperárselo, todas habían tenido pérdidas grandes. Y esa es la lección: las tragedias nos ocurren a todos, y tenemos que aprender a afrontarlas.

Con seguridad, aprender esta lección no es fácil. A veces empeoramos las cosas porque nos culpamos por hechos penosos que no hemos causado. A veces empeoramos la situación repasando los hechos muchas veces, encontrando que no nos equivocamos, pero aún tenemos que sufrir. En ambos casos aumentamos la sensación de pérdida cuando creemos que somos los únicos que sufrimos.

A veces queremos creer que si actuamos correctamente, la vida se encargara de que no suframos, lo que es patentemente equivocado. Por lo menos, envejecemos, enfermamos y morimos. En muchos casos, como el de Dora, sufrimos por problemas en los que no tuvimos participación. Ni siquiera tuvimos el poder necesario para cambiarlos.

Los hechos trágicos del once de septiembre de 2001 simplemente mostraron de nuevo lo que la vida trata de enseñarnos a diario: que un desastre puede venir del firmamento en unos pocos instantes y destruir muchas vidas.

Con demasiada frecuencia, aún cuando les decimos a otros y nos decimos a nosotros mismos que hemos aceptado la pérdida, tratamos internamente de deshacerla, como si quisiéramos volver al pasado, cambiar los hechos y sentirnos más seguros. Aun quienes creen tener control absoluto sobre sus vidas pueden encontrarse inesperadamente vulnerables cuando la desgracia toca a su puerta, y con frecuencia esconden su dolor y su desolación extremadamente bien.

Perder bien es un juego difícil que no ha aprendido mucha gente. Nos compadecemos y queremos la compasión de otros. Compadecernos a nosotros mismos y aceptar la simpatía de otros pueden producir ayuda a corto plazo, pero no llevan a resultados duraderos. Por último, aceptar e integrar la pérdida llevan a que sigamos adelante con nuestras vidas. Pero primero que todo, tenemos que aceptar la pena y su significado. Aceptar y entender la pena es el principio de la recuperación. Esto no quiere decir que cada pena no deje cicatrices, pero la labor de integración puede hacernos más fuertes, porque nos hemos enfrentado honestamente a lo peor, por lo menos en la profundidad de nuestros corazones.

Sentir pena por nosotros mismos es un obstáculo cuyas causas debemos analizar. Quizás se deba a fantasías sobre lo que debiera ser, lo que tiende a alejarnos de la realidad. Nuestras fantasías pueden tener los elementos siguientes:

- Una familia ideal en que recibimos todo el afecto y soporte que necesitamos.
- Una vida de estabilidad económica.

- Un hogar acogedor.
- El ideal de que las gentes que amamos—abuelos, padres, esposos, hijos, amigos—estarán con nosotros para siempre.
- La fantasía de que seremos jóvenes y saludables para siempre
- La esperanza de que viviremos en una sociedad que nos quiere y nos protege
- La convicción de que seremos amados para siempre
- La propuesta de que estaremos en un hogar estable por el resto de nuestra vida

Un ejercicio

Tome unos minutos para revisar la lista de ideales en esta página y para reflexionar sobre cómo se asemejan a sus propias ideas. Cuando esté lista, escriba en dos columnas sus fantasías y sus realidades. ¿Cómo se comparan?

Este puede ser el primer ejercicio que usted puede conservar en un cuaderno donde escribirá sobre otros ejercicios.

Puede ser que los resultados la lleven a dejar algunas expectativas sobre el presente o el futuro, lo que tiene gran valor. Puede establecer la diferencia entre lo que usted creyó que debía ser y lo que realmente es. Este reconocimiento ayuda a manejar las penas.

MANEJANDO LAS PENAS

Manejar una pena realmente significa llegar a un equilibrio de sentimientos que incluye la pérdida. Significa que aceptamos que alguien o algo querido, importante, familiar y deseable ya no está con nosotros y no volverá. Aún los cambios que ocurren con el avance de la vida pueden considerarse pérdidas. Los sentimientos de pérdida pueden venir de haber perdido sus dientes o haber notado cambios en su cuerpo que usted asocia con los cambios de la edad. A veces las pérdidas se deben a cambios en otras gentes, como la amiga que ya no comparte con usted una actividad que ambas gozaban. Cuando una amiga que compartía comidas que la habían llevado a ganar peso empieza una dieta estricta, usted puede sentirse mal porque usted y la amiga ya no gozan juntas, en vez de sentirse contenta de que la amiga está le cuidando de su salud.

La historia de la persona que decidió pasar el rió llevando dos sacos de sal cargados a la espalda recuerda lo que pasa cuando las penas se unen y paralizan a alguien. A medida que el agua penetra los sacos, estos se vuelven cada vez más pesados, hasta cuando su peso hunde a la persona. Puede ser que una escasa cantidad de agua, como una pena pasajera, no se note mucho. Cuando el agua y el peso aumentan, llega el momento en que el peso es el factor más importante en la supervivencia de la persona.

Cuando las penas se vuelven un factor cada vez más crucial en la supervivencia emocional de la persona, se puede hacer necesaria la intervención profesional que le devuelva su equilibrio emocional.

Temprano en la vida podemos haber aprendido que las pérdidas se pueden reemplazar. Un pájaro, un pez y un perro pueden desaparecer y un reemplazo aparece antes de que la falta realmente se sienta. Para otros, sin ayuda o soporte familiar, cada pérdida lleva a un desequilibrio emocional suficientemente grande para crear problemas. Todos sabemos de mujeres que parecen no lograr una respuesta adecuada a sus pérdidas. Este es el caso de la mujer que pierde su esposo y rápidamente se envuelve en una relación desastrosa.

La reacción a una pena es un proceso que requiere tiempo y raramente se puede llevar a término en forma rápida. El proceso requiere una readaptación en la que se crea una nueva manera de pensar y de sentir. Este cambio es necesario para que la vida pueda seguir con una base en el presente y el futuro. Los que desean que se olvide la pena y se trate de cambiar enseguida, olvidan que los sentimientos asociados con la pérdida existirán hasta cuando el proceso haya culminado con una nueva adaptación. Solamente usted puede decir cuando está lista para seguir adelante. Con tiempo y reflexión, sus emociones sanarán, y encontrarán otras metas. Lentamente usted encontrará de nuevo su ánimo para enfrentarse al futuro. Gradualmente volverá a interesarse en otros, a gozar lo que gozaba antes, y quizás otras cosas también. La vida sigue adelante, pero solamente cuando nos hemos dado la oportunidad para restaurar nuestras fuerzas.

Algo que dificulta el proceso de recuperación resulta cuando aún tenemos conflictos emocionales con la persona que hemos perdido. "Si mi madre hubiera apreciado mejor lo que yo la quería... si mi padre me hubiera dejado estudiar... si yo hubiera hecho más por mi esposo cuando estaba tan enfermo . . ."

Así como podemos enfocarnos en estas consideraciones, también podemos dedicarnos a pensamientos sobre el pasado que tienen muy poco valor ahora. Usted había querido ser una bailarina y su madre nunca fue a sus funciones teatrales. Usted esperó en vano la atención y el respaldo de ella. Aún ahora usted busca la misma atención y el mismo respaldo, ya no de su madre, pero de otros. Esto puede llevar a que se sienta abandonada y frustrada... un regreso a una danza de pensamientos y sentimientos de tiempos pasados que ya no tienen mucho valor.

Varios autores han comentado sobre la tendencia común a reformar el pasado. Usted estudia lo que pasó, y poco a poco lo cambia a lo que podría haber pasado. La relación perdida habría podido ser diferente, mejor, o quizás más llena de eventos que nunca ocurrieron. Este camino hacia lo que "podría haber sido" puede ser destructor, y no lleva a la restauración. Es cierto que la pena es dolorosa, pero una apreciación de lo que realmente se perdió ayuda a que usted recupere su equilibrio emocional.

Nuestra cultura ha llevado a ritos y tradiciones que son más dolorosas de lo que parecen, y pueden no ayudar a confrontar la pena. En el funeral están todos los amigos, y muchos expresan sentimientos de amor y de soporte. Poco después, en el período más difícil de soledad y abatimiento, puede no haber nadie para ayudar al doliente. Es algo como si la pena se quedara en el cementerio al lado de la tumba. Esto ha cambiado en muchas partes, y hay cada vez más grupos de amigos y entidades religiosas que ofrecen soporte personal y activo, o programas que ayudan a sobrellevar la pena. Usted misma puede ayudar a organizar un grupo que acoja y proteja a aquellos que pasan por el dolor de una perdida.

Quizás porque tememos que algunos se cansan de lidiar con nuestra pena, podemos sentirnos incómodos dejándoles saber de nuestro sufrimiento. Los psiquiatras a menudo vemos en nuestras practicas pacientes que presentan una apariencia que no hace justicia a su dolor. No es raro que tengamos que usar todo nuestro ingenio y toda nuestra habilidad para penetrar las barreras, descubrir el dolor interno y tratar de curarlo.

Un ejercicio

En su libro de notas, dedique unas diez páginas para escribir sobre pérdidas y desencantos en las próximas semanas. Comenzando con su infancia, escriba sobre las pérdidas y heridas emocionales que recuerda. Escríbalas de acuerdo con el tiempo en que sucedieron, de manera que pueda ver la progresión de una pena a otra. Al lado de cada una, escriba la forma como reacciono a ella. Este es un ejemplo del resultado:

Tres años. Nacimiento de mi hermana menor. Fue difícil porque mis padres se dedicaron a ella y parecía que me habían olvidado.

Cinco años. Un carro atropelló y mató a mi perro. Me sentí culpable porque lo había dejado sin collar en la calle.

Siete años. Les pedí a mis padres una bicicleta como la de mi vecina. Me dieron los patines de mi hermana mayor.

Diez años. Me quebré un brazo luchando con los amigos de mi hermano. Mis padres me regañaron y dijeron que debía portarme más como una niña. Yo quería cariño y no un regaño.

APRENDIENDO A GUIARSE

Si usted identifica sus pérdidas y sus respuestas a ellas, quizás verá la manera como sus pérdidas en el pasado contribuyen al dolor que siente ahora. Aunque no puede cambiar lo que ya pasó, puede entender mejor, ahora como adulto, los sentimientos que tuvo mucho antes.

Entre las latinas, la religión se usa con frecuencia como un centro de soporte, de guía y de consuelo. El consejo pastoral puede ayudar a alejarse de cualquier tendencia a sentirse víctima o culpable, y moverse hacia nuevas ideas sobre el valor personal, el valor de las experiencias pasadas en entender el futuro, y el valor de volver a principios de caridad y de desprendimiento para ayudar a otros con sus penas. El Dr. Kevin Cosby quizás ha planteado la situación en las mejores palabras: "No rece por una vida más fácil, rece para volverse una persona más fuerte. No rece por cargas iguales a sus poderes. Rece por poderes que sean iguales a sus cargas".

Y están los que crecieron sintiéndose menospreciados o abusados. Parte del crecimiento personal es crear o restaurar las fuerzas que habrían podido venir de una infancia mejor. Esto no significa buscar personas o situaciones que nos den lo que no tuvimos. No significa buscar sustitutos para las personas que nos fallaron en el pasado. No significa saltar de romance en romance, bañar las penas en alcohol, drogas, sexo, comida, o quizás compras excesivas. Significa encontrar las fuerzas para renovarnos como nuevas personas.

Nos podemos volver los mejores padres para nosotros mismos. Primero usted tiene que sufrir la pena de tener padres imperfectos. Entonces usted puede aprender a darse a sí misma el valor que usted desea, el respeto que usted necesita y la certeza de que usted merece el amor que quiere. Lo que no recibió como infante usted puede obtener como adulta, si aprende a apreciar y celebrar lo que la hace a usted un ser humano único. Usted llega a este punto sólo después de aceptar la pena de tener padres imperfectos, o por lo menos padres que en cierta forma no eran lo que usted hubiera esperado.

Quienes han crecido sin relaciones emocionales fuertes y afirmativas pueden iniciar su proceso de mejoría reconociendo que pueden llevar una herida. Esta mejoría puede incluir varios pasos

Admitir que ha experimentado dolor.

- Que este dolor puede venir de una herida en el pasado.
- Que esta herida tiene poder sobre usted.
- Que puede compartir sus sentimientos sobre ella con otras personas.
- Que puede aceptarla.
- Que puede escoger un presente que sea diferente.

Hemos hablado sobre lo que sucede cuando alguien trata de cruzar el rió cargando sacos de sal. A medida que absorben agua, aumentan de peso y pueden hacerlo de tal manera que hunden a la persona. Saber que uno carga un peso que puede aumentar y puede ser peligroso es un buen paso. Saber que ese peso es un problema que se puede evitar es un segundo paso. Quizás descargar los sacos y aún olvidarlos puede dar la libertad final.

Obtener salud mental puede comenzar con dos principios elementales:

- Sea paciente. Lo bueno no ocurre de repente.
- Espere desencantos, y prepárese para ellos.

La clave del éxito en la lucha por la vida es esperar y saber manejar los desencantos. Por supuesto, usted puede examinar como sus errores han contribuido a sus fracasos, pero debe evitar el sentimiento de que su destino lo condena al desencanto. Usted necesita una entrenadora y no alguien en la muchedumbre que la esté atacando.

Produciendo jóvenes fuertes

Aún mejor que curar a los adultos de hábitos malos, es prevenirlos en las jóvenes. Esto quiere decir que las educamos temprano para que obtengan la habilidad de ganar ventaja de sus fracasos. Si se caen de la bicicleta o del trapecio, podemos ayudarles a ganar la habilidad que les permita reponerse más fácilmente de las caídas grandes que encontrarán a lo largo de sus vidas. No pueden tener éxito si viven con temor de fallar y tratan de evitar experiencias que conllevan riesgo. No podemos condenarlas a vidas de posibilidades limitadas. Deben usar su agresión para saltar obstáculos, de manera que no lleguen a convertirse ellas mismas en los obstáculos a vencer, rodeadas de sentimientos de culpa por sus errores, y evitando los retos que les permitirían crecer.

Un ejercicio

Piense en un desencanto reciente. Uno en el que usted tuvo un papel activo. Por ejemplo, hizo una presentación que no resultó bien. ¿Qué se dice a usted misma después?

_____ *Desde el principio estaban en contra MÍA*

_____ *Siempre me equivoco*

_____ *No debía haber hecho la presentación*

_____ *No lo hice tan bien como quería*

Sus pensamientos después del desencanto determinan sus sentimientos. Si, desde el principio tiene un chance de cambiar de foco. Aquella palabra tenebrosa, FRACASO, puede cambiarse por una más positiva. Evalué la situación de nuevo, notando dos o tres cosas que salieron bien. Entonces puede enfocarse en dos o tres cosas que usted cambiará para su próxima presentación. Sus resultados en casi todo lo que haga dependen de la misma vieja fórmula: practique hasta cuando adquiera control casi absoluto de los resultados.

Malos hogares, buena gente

Las niñas pueden terminar siendo heridas cuando no reciben la atención o el respaldo que necesitan. Muchos salimos adelante a pesar de esto, pero hacerlo requiere que compensemos por las pérdidas iniciales.

Recordemos los hogares que hieren. Aquí estamos hablando de

- Abuso (físico, emocional, sexual)
- Uso de alcohol u otras drogas
- Episodios de cólera

Los expertos notan que las jóvenes que resultan mejor libradas son las que son capaces de hablar sobre sus experiencias traumáticas infantiles. Hablar sobre ellas crea una nueva perspectiva en la que se pueden analizar las contribuciones al trauma de aquellos realmente culpables, que usualmente son los mismos que trataron de que la joven se sintiera culpable, se escondiera, o esperara fracasos.

No estamos sugiriendo aquí que todos los niños que crecieron en hogares difíciles van a necesitar ayuda profesional después. Muchos hemos logrado soporte y experiencias afirmativas de personas que nos ayudan a obtener lo que no logramos en el hogar paterno.

Emmy E. Werner y Ruth S. Smith han indicado que el soporte y las experiencias positivas vienen de muchas partes:

- Atributos naturales que encaminan a la joven hacia el éxito. Por ejemplo, la niña con talento artístico que empieza a pintar temprano y así aprende a tener confianza en sí misma y a expresarse libremente.
- Otros familiares que toman un interés en la niña y ofrecen protección y apoyo. Tal es el caso de tíos, primos y otros que protegen a la niña durante las iras de sus padres.
- Miembros de la comunidad que se vuelven protectores. Tal es el caso de una maestra que está dispuesta a escuchar a la niña y a ofrecer experiencias afirmativas.

Las latinas en general han aprendido temprano en la vida a aceptar culpa por muchos eventos en su edad temprana, incluyendo aquellos en los que no tuvieron ninguna participación. Si esta culpa no se elimina, la niña puede crecer esperando castigo y eliminando las acciones que podrían engendrar triunfos. Los sentimientos negativos que resultan de creer que regularmente hemos hecho algo malo, disminuyen la energía y la esperanza, y preparan para el fracaso. Si nos sentimos sin energía propia, no tendremos el valor de seguir iniciativas personales, especialmente si no creemos que merecemos lo mejor. Puede ser que queramos quedarnos calladas en la muchedumbre, de manera que nadie nos vea, no tengamos conflicto con nadie, y quizás no seamos nadie.

Principalmente cuando se trata de latinas ambiciosas que exceden lo que la familia esperaba de ellas, el ataque puede venir de aquellos cercanos a ellas que se están quedando atrás. "María se cree mejor que todas nosotras", "Ella ya se siente como que es de mejor familia". Aun si las críticas no vienen de afuera, la latina que va triunfando puede creer que sus acciones la van a dejar sola y sin soporte. Lo contrario es cierto: la mayoría de aquellos alrededor de nosotros gozan personalmente con nuestros triunfos.

Viviendo con el cambio

Nuestra "identidad," lo que somos, no es inmutable. Cambia cada día con nuevas experiencias y nuevos retos. Cada cual debe estar lista para crecer, lo que no es siempre fácil. Aunque la vida ES el cambio, a veces lo rechazamos, especialmente en la presencia de pérdidas, desencantos o dolor. Es complicado dejar lo que ha sido fácil. También es problemático dejar una relación, aun cuando sabemos que ya ha terminado. No queremos despojarnos de viejos hábitos o de las fantasías que inventamos para ayudarnos a disminuir nuestro dolor. Antes de cambiar, tenemos que entender ese dolor. Solamente entonces podemos curar las viejas heridas y entrar en el proceso de recuperación.

En su introducción al libro de Victor Frankl "El hombre en busca de sentido," Gordon Allport escribe: "Vivir es sufrir. Sobrevivir es encontrar el sentido del sufrimiento". Frankl había aprendido el sentido del sufrimiento como prisionero en un campo de concentración Nazi. Este psiquiatra reconocido internacionalmente, había obtenido en el campo de concentración una verdad que consideraba salvadora: "Todo se le puede quitar a un hombre menos una cosa, la última de las libertades humanas, la de escoger su propia actitud, la actitud que le indica su camino."

Se cuenta la historia del venado que admiraba sus cuernos complicados y atractivos, mientras se quejaba de que la naturaleza la había dado extremidades delgadas que no parecían tan elegantes o deseables. Todo cambió cuando apareció el cazador: los cuernos se volvieron un problema en la huída a través del bosque, mientras los músculos fuertes y sin grasa le permitieron galopar hacia la salvación. Si algo es bueno o malo depende de muchas circunstancias. Es mejor valorar todas nuestras experiencias teniendo en cuenta tanto lo bueno como lo malo. En esto, seguimos los principios que presentamos en el segundo capitulo.

Un ejercicio

En el proceso de cambiar nuestras ideas por nosotros mismos, es útil evaluar de nuevo los pensamientos y emociones que asociamos con nuestras pérdidas, definidas aquí como las experiencias o los períodos de nuestras vidas que nos traen dolor o frustración.

Estos pensamientos y emociones se pueden identificar de varias maneras:

- *Los sentimientos producidos por experiencias de la vida diaria.*
- *Reflexión sobre sentimientos intensos.*
- *Lecturas.*
- *Conversaciones con gente que ha tenido experiencias semejantes.*
- *Terapia.*

Aunque puede ser penoso identificar las experiencias dolorosas que la afectan, sea el padre que estuvo siempre ausente, el novio que nunca volvió, alguna noción idealista de sí misma que ya no viene al caso, el reconocimiento de esto puede ponerla en contacto con el vigor que nunca había tenido.

Recuerde que no está examinando la superficie de las experiencias sino su significado. Puede encontrar, por ejemplo, cuando examina una relación antigua, que quizás no buscaba amor sino la admiración de otros porque tenía esa relación. O quizás usted estaba simplemente cansada de estar sola. O esperaba que la relación mejorara su posición social. A lo último, usted es la mejor juez del valor real de experiencias pasadas.

Para comenzar la exploración:

Identifique las fantasías, los pensamientos y los sentimientos asociados con cada uno de sus desencantos. Por ejemplo, su desencanto es la terminación de su matrimonio. Usted puede haberlo comenzado con ideales que pueden incluir:

- Su esposo siempre la iba a respetar.
- Usted iba a tener hijos perfectos, una casa enorme, vacaciones y fiestas.
- Usted y su esposo lucharían y triunfarían juntos.
- Usted siempre tendría a alguien para compartir su vida.
- Usted siempre tendría un compañero en eventos sociales.
- Usted tendría una vida sexual altamente satisfactoria.
- Usted tendría seguridad económica.

Permítase a sí misma experimentar el dolor asociado con los ideales que ya no existen. La energía que se libera de dejarlos en el pasado puede usarse para nuevos ideales, metas y propósitos.

Dora sigue adelante

Con gran trabajo, Dora aceptó que su sufrimiento por la muerte de sus amigas estaba asociado con sentimientos de culpa. Había estado obligándose a sí misma a tomar responsabilidades que ella realmente no tenía. Se había vuelto víctima del "DEBER". "Debía haber visitado más. Debía haber dado más. Debía haber dicho más". En otras palabras, había llegado a sentirse como si ella las habría podido salvar.

Durante su terapia, Dora llegó a comprender que era más fácil sentirse culpable que aceptar, como en tantas cosas en la vida, que ella no podía hacer mucho por la salud de sus amigas. Empezó a buscar otras maneras de adaptarse a sus pérdidas. Una de las mejores fue participar en un grupo de soporte para las víctimas del SIDA. "Sé que no puedo cambiar al mundo, pero puedo hacer algo para mejorar las vidas de algunas personas".

Pasos hacia una salud mental óptima

Sufrir es parte de la vida. Mejorar nuestra salud mental requiere que reconozcamos que los desencantos y el dolor son parte de nuestra existencia.

Complete los ejercicios en este capítulo para ayudar a manejar las pérdidas del pasado y prepararse para las pérdidas del futuro.

TERCER CAPÍTULO
La pena y la depresión

Los síntomas de depresión son comunes entre quienes han perdido una persona querida. Estos síntomas pueden incluir tristeza, falta de concentración, y cualquiera de los otros que incluimos en nuestro cuestionario después del primer capítulo.

Algunas personas, aproximadamente hasta el 24% de los viudos y viudas, siguen sufriendo una depresión marcada después de dos meses de la perdida. Este grupo necesita tratamiento.

Algunos síntomas son indicadores de la necesidad de tratamiento:

1) Sentimientos intensos de culpa sobre las acciones que se tomaron o se pudieran haber tomado al tiempo de la muerte.

2) Deseos de muerte o ideas de que el doliente debía haber muerto al mismo tiempo.

3) Preocupación intensa con sentimientos de falta de valor personal.

4) Marcada o prolongada inhabilidad para funcionar.

5) Alucinaciones claras, no simplemente la ilusión de una voz o una figura transitoria.

4

EN EL HIELO

LUCÍA

Lucía había sido una estrella a lo largo de su vida. Sus grados en la escuela, sus actividades en los deportes y en la esfera social, sus intervenciones en grupos estudiantiles y sociales, todo predecía su éxito. Fácilmente terminó la secundaria a la cabeza de su clase. Fácilmente obtuvo becas para las mejores universidades. Fácilmente fue aceptada en los programas que ella había escogido. La familia y todos los que la conocían no podían creer la llamada desde el hospital donde había sido admitida después de tratar de suicidarse a los dieciocho años.

Cada estudio en los Estados Unidos que ha comparado a las latinas con otras mujeres ha demostrado que los problemas mentales son tan frecuentes y tan severos entre las latinas como lo son en otras personas. Sin embargo, un número mucho menor de latinas busca ayuda, y aún menos siguen las instrucciones de sus médicos. Hay varias razones para esto:

El estigma de la enfermedad mental es mucho más intenso en la población latina. Hay prejuicios severos contra los que reciben un diagnóstico psiquiátrico, toman medicinas para enfermedades mentales o visitan a los psiquiatras.

- Hay menos información sobre los problemas mentales. En muchos grupos latinos, la enfermedad mental es completamente ignorada.
- Hay un deseo de abandonar el tratamiento tan pronto como empieza a dar resultado.
- Hay muy poco conocimiento sobre centros en que la persona puede recibir ayuda.
- Hay una tendencia a tratar los síntomas con hierbas, pociones, intervenciones de curanderos, o cualquier otra medida, antes de ver al profesional de la salud mental.

La queja principal que lleva a la persona a buscar tratamiento es usualmente un síntoma que no parece "mental", como palpitaciones, vértigo, dolor de cabeza o de espalda, y fatiga. La paciente puede llegar a una clínica general y recibir tratamiento por un tiempo largo durante el cual se buscan explicaciones para los síntomas, pero no se incluye a la enfermedad mental entre los diagnósticos a considerar. En una clínica general en San Diego, examinamos a 100 pacientes que estaban esperando a su médico. Más de la mitad tenía síntomas de depresión, y varios pacientes tenían una depresión severa, pero esta enfermedad no se consideró entre los desórdenes posibles. Entre pacientes crónicos que atienden clínicas generales, es común encontrar que más de la mitad tiene depresiones de larga duración.

APRENDIENDO SOBRE LA DEPRESIÓN

Lucía nunca había pensado en depresión y no había tenido razones para pensar en las enfermedades mentales. Seis meses después de entrar a la universidad, empezó a perder peso y energía. Encontró que no se concentraba, que no retenía lo que quería aprender, y le costaba trabajo hacer lo que siempre había hecho: leer, estudiar, aprender. Cuando empezó a dudar en sí misma, decidió que todo se debía a falta de adaptación a la universidad. Entonces tuvo el sobresalto de creer que era falta de valor y de coraje reconocer que ya no era ella misma y necesitaba ayuda. Aún peor, no quería confesar a su familia que estaba fallando. La idea de morir y así adquirir reposo se volvió cada vez más atractiva. Finalmente compró una botella de analgésicos y se tomó más de cien pastillas.

LOS MITOS

- Las latinas no sufren depresiones.
- Las depresiones no necesitan tratamiento. Son debilidades pasajeras.
- Las latinas no se suicidan.

Si usted cree estos mitos, va a tener muchas sorpresas. Desórdenes de depresión y ansiedad ocupan la mitad del tiempo de los psiquiatras. Hay más mujeres que hombres en nuestras oficinas. No es necesariamente claro que más mujeres tengan depresiones. Muchos hombres con el diagnóstico de alcoholismo tienen un diagnóstico secundario de depresión.

Las depresiones son enfermedades severas e incapacitantes. Solamente las enfermedades del corazón producen más incapacitación que las depresiones. La letalidad de las depresiones está representada por el 15% de las personas con depresiones que cometen suicidio. Sin embargo, los tratamientos son efectivos y pueden llevar a remisión completa.

Las latinas también se quitan la vida, y la mayoría de las que lo hacen sufren depresiones.

LA DEPRESIÓN COMO ENFERMEDAD DE TODO EL CUERPO

Es común que los síntomas que muestra la persona deprimida se presenten en muchos órganos y sistemas, de manera que la queja puede ser dolor de cabeza, diarrea, palpitaciones, dolor en la espalda, dolor en las extremidades, falta de energía. El médico que no piensa en la depresión puede no entender la causa.

El dolor crónico y la depresión van juntos. Esto no es sorprendente, sabiendo que los mecanismos en el sistema nervioso central que tienen que ver con la depresión y con el dolor están muy relacionados.

Aunque la presentación de la paciente puede ser de dolor crónico o síntomas vagos en muchas partes del cuerpo, si se le pregunta sobre los síntomas típicos de la depresión, se puede demostrar que tiene la mayoría. Esto quiere decir que la paciente latina casi seguramente se enfocará en los síntomas físicos, pero los demás se pueden reconocer si uno piensa en ellos. Además, en la cultura latina los síntomas físicos son mucho más fácilmente aceptados.

Los síntomas en un episodio de depresión mayor

Cinco (o más) de los síntomas siguientes han estado presentes durante el mismo período de dos semanas y representan un cambio en el funcionamiento de la persona. Por lo menos un síntoma es (1) afecto deprimido o (2) falta de interés o placer.

(1) El afecto deprimido debe haber estado presente la mayor parte del día, cada día.

(2) Marcada disminución de interés o placer en todas o casi todas las actividades.

(3) Pérdida de peso.

(4) Insomnio o sueño excesivo.

(5) Agitación o retardación psicomotora.

(6) Fatiga o pérdida de energía.

(7) Sentimientos de falta de valor o sentimientos de culpa.

(8) Reducción en la habilidad para pensar o concentrarse.

(9) Ideas de muerte o suicidio, planes de suicidio o atentados de suicidio.

CUADROS DE DEPRESIÓN

La depresión tiene muchas presentaciones y puede asociarse a muchos factores biológicos, aunque estos no sean necesariamente la causa. Hay depresiones en el período después del parto, períodos depresivos antes de la menstruación, y con frecuencia la depresión coincide con la menopausia.

Cada vez que se estudia la presencia de depresión entre pacientes con SIDA, enfermedades cardiovasculares, enfermedades de la tiroides, cáncer y diabetes, se encuentra que entre el 20 y el 40% sufren depresión.

La diabetes es probablemente la enfermedad más peligrosa entre las latinas, debido a la incapacitación que produce, y a complicaciones severas que desgraciadamente son comunes entre nosotros, e incluyen ceguera, oclusión vascular que lleva a amputaciones, y falla renal que lleva a diálisis y con frecuencia a una muerte temprana.

Los desórdenes distímicos son depresiones de dos años o más que se caracterizan por menos síntomas que las depresiones mayores. Un cuadro que se estudia cada vez más frecuentemente es la "depresión doble", en la que una distimia parece desencadenar una depresión mayor. Anita sabía que siempre se había sentido triste. Nunca muy triste, pero nunca alegre. Había llegado a creer que la tristeza era el estado "normal" de todos. Aunque nunca sufriendo muchos síntomas, la depresión parecía ser la marca de su vida. Después de recibir tratamiento, quedo muy sorprendida de que podía ser naturalmente entusiasta, optimista y activa.

Ya hemos aludido a las depresiones postnatales, que ocurren frecuentemente en latinas que ya han tenido depresiones, en las que tienen una historia familiar de depresiones, y que a veces ya estaban deprimidas al tiempo del parto.

Relacionados a la depresión, pero diferentes en su curso y características, son los desórdenes somatomorfos y los síndromes de dolor psíquico. En los desórdenes somatomorfos hay numerosos síntomas somáticos que empiezan antes de los 30 años y continúan por varios años, causando problemas sociales, ocupacionales y familiares. Los pacientes generalmente se quejan de varios dolores en diferentes partes del cuerpo. Estos dolores no se relacionan entre ellos.

Los síndromes del dolor psíquico, cada vez más importantes, ocurren en personas que han tenido enfermedades o traumas que justifican el dolor, pero este excede la localización, las características o la intensidad que se esperan de la causa orgánica.

DEPRESIÓN Y MANÍA

La manía es lo contrario a la depresión. La persona se exalta, aumenta su actividad, y se presenta con euforia, hablando rápido y expresando ideas que otros consideran grandiosas. Cada vez se está estudiando más el caso frecuente de la persona que tiene depresiones largas y períodos cortos y leves de manía.

Los síntomas de la manía

A. Un período de por lo menos una semana con un afecto anormal y persistente expansivo o irritable.

B. Tres o más de los siguiente síntomas:

(1) Grandiosidad.

(2) Disminuida necesidad de dormir.

(3) Excesiva necesidad de hablar.

(4) Fuga de ideas.

(5) Falta de atención.

(6) Excesiva actividad psicomotora.

(7) Actividades excesivas que pueden crear problemas o son peligrosas (indiscreciones sexuales, compras excesivas, aventuras inesperadas).

Teresita era fácilmente la mujer más elegante, más bella y más inteligente de su vecindario. Sus admiradores eran legión. Para todos era difícil creer que en aquellos viejos tiempos cuando no había medicinas efectivas, Teresita pasaba períodos de meses en hospitales donde la mejor esperanza era que el período de manía terminara espontáneamente. Antes de llegar a los hospitales, y por períodos de días o de semanas, Teresita se convertía en lo opuesto de lo que todos conocían: gritaba, peleaba, gastaba su dinero sin mesura, entablaba relaciones con extraños, y desaparecía de repente de su hogar.

Adelita era tan fogosa como la Adelita de la canción mexicana. Era el centro de la alegría y la iniciadora de cada fiesta y de cada ocasión de regocijo. Sin embargo, de tiempo en tiempo pasaba períodos largos de tristeza que no terminaban sin tratamiento adecuado.

CARGAS, OPRESIÓN Y ANSIEDAD

Romelia, Josefina, Anita, Anatolia, Dolores y Julieta se graduaron de la misma escuela secundaria y después han llevado vidas muy diferentes. Encontraremos a varias en capítulos venideros. Romelia fue la única que no siguió una carrera profesional.

Romelia y su condiscípulo Alejandro se casaron tan pronto como se graduaron. Alejandro ha sido un hombre trabajador y honesto, un buen proveedor y muy dedicado a su familia. Romelia tuvo un hijo cada año después del matrimonio. Ahora vive dedicada a sus cinco hijos. Tiene pocas amigas, no sale, no visita y presenta obstáculos cada vez que Alejandro propone actividades fuera de la casa. Lo que él no sabe es que Romelia sufre una fobia social. En el pasado, aun el pensamiento de estar en la calle entre extraños, ir al mercado o visitar a alguien significaba miedo, palpitaciones, sensación de ahogo y dolor en el pecho. Ahora no hay peligro de que salga, lleva una vida limitada, pero se considera libre de síntomas. Como tantos pacientes con el mismo problema, Romelia no había pensado en tratamiento.

Lo contrario ocurría con Julieta, quien se graduó de enfermera registrada y se dedicó a la cardiología porque siempre había pensado que moriría de una enfermedad al corazón. Temprano en su vida, para ella, sus palpitaciones, el dolor en el pecho y la sensación de ahogo, habían sido indicios claros de algo terrible. Solamente después entendió que sufría ataques de pánico.

Los síntomas del ataque de pánico

Un período de diez minutos o más con miedo intenso y desasosiego acompañado de cuatro o más de los siguientes síntomas:

1) *Palpitaciones.*
2) *Sudor.*
3) *Temblores.*
4) *Sensación de ahogo.*
5) *Sensación de un nudo en la garganta.*
6) *Dolor en el pecho.*
7) *Nausea.*
8) *Vértigo o sensación de desmayo.*
9) *Sensación de pérdida de la realidad.*
10) *Temor de perder la razón.*
11) *Temor de morir.*

CUADROS DE ANSIEDAD

La agarofobia es el miedo de quedar encerrada en lugares de donde el escape no es fácil. Una persona puede sufrir ataques de pánico con o sin agarofobia, o agarofobia sin ataques de pánico. También hay fobias circunscritas a determinados objetos o situaciones (fobia de volar en aviones, de alturas, animales, inyecciones, ver sangre, etc.).

EL DESORDEN POST-TRAUMÁTICO

Este desorden ocurre en personas que han sido expuestas a eventos altamente traumáticos en los que hubo peligro de muerte o injuria severa a la persona o a otros. Se ha visto mucho después de guerras y desastres. después de ellos, la persona desarrolla síntomas tales como:

- Insomnio
- Irritabilidad
- Dificultad para concentrarse
- Ansiedad
- Evitar cualquier mención del evento
- Falta de memoria del evento
- Falta de interés
- Alejamiento de otros
- Pesadillas sobre el evento

EL DESORDEN OBSESIVO-COMPULSIVO— DESORDENES CON CONDUCTAS ANORMALES

Anita siempre ha sido puntual, dedicada y capaz de esfuerzos superiores. Sus detractores le dicen que es obsesiva. La que realmente tiene obsesiones es Dolores, quien vino a nuestra oficina debido a pensamientos que entran a su mente constantemente, ella los rechaza, pero ellos regresan. Dolores trataba de manejarlos con una serie de rituales que la llevaban a comprobar varias veces que cerraba las puertas y lavaba los platos o no se olvidaba de hacer sus compras, lavar el carro y llamar a sus familiares. Entre los pensamientos obsesivos y los rituales, Dolores era la persona más ocupada en su grupo de amigas.

No lejos de la enfermedad obsesivo compulsiva están la anorexia nerviosa y la bulimia nerviosa.

En la primera, la paciente se niega a aceptar su peso normal y desea uno mucho más bajo, regula su dieta hasta cuando puede llegar a una condición de inanición, puede hacer ejercicio excesivo, y niega que haya un problema. En la segunda, la persona tiene episodios en que come excesivamente, y luego compensa con vomito, laxantes, diuréticos, lavados intestinales u otras medidas que supuestamente contrarrestan la ingestión excesiva.

Hay otros desórdenes en que la conducta es extraordinariamente compulsiva y lleva a actos como robar constantemente (cleptomanía), prender incendios (piromanía) o jugar en el casino hasta la bancarrota.

A medida que sabemos más sobre el cerebro, captamos que conductas compulsivas se reemplazan mutuamente, y los cambios en el cerebro asociados con ellas son los mismos. Así sucede con la persona que come en exceso y más tarde usa alcohol en demasía, la que usa una droga adictiva, la deja, pero se dedica a apostar en las carreras de caballos, la que tiene una sucesión de compulsiones a lo largo de su vida, y la que deja una conducta anormal pero acoge otra.

ANATOLIA Y SU VICTORIA

Anatolia había estado entre las mejores estudiantes en la secundaria. Al igual que Lucía, nunca tuvo problema en ser aceptada en la universidad. Una noche aterradora, los muebles empezaron a hablarle. No era que la silla y la mesa hubieran aprendido a hablar, era que de ellas salían voces tenebrosas insultando a Anatolia e incitándola a que cometiera suicidio. Inicialmente, las voces solamente ocurrían en la noche y Anatolia las podía suprimir concentrándose en sus estudios. Con el paso de las semanas, la situación cambió: Anatolia no podía estudiar porque las voces le hablaban más constantemente. Lo que era peor: comenzó a contestarles y a pedirles que se fueran. Anatolia pidió ayuda de su consejera cuando las voces también surgieron en el comedor donde desayunaba.

Hoy en día no es claro qué pasó con el médico que vio a Anatolia. Ella dice que él no le creyó. Las notas del médico dicen que Anatolia estaba muy ansiosa y el médico le pidió que tomara dos semanas de descanso. Anatolia no le escuchó, pero dejo la universidad unas semanas después cuando se hizo claro que no estaba preparada para sus exámenes finales.

La familia de Anatolia quedo sorprendida de encontrarla sin iniciativa o interés, hablando como si tuviera un diálogo con fantasmas, y diciéndoles a los muebles que se callaran.

Los padres de Anatolia, de origen humilde, tenían una amiga poderosa: Una promotora de la clínica latina, que había venido a su casa a hablarles sobre diabetes. Doña Paulina, la promotora, persona de armas tomar, los escuchó, se rió de su interpretación de que alguien les había impuesto una maldición, e insistió en un examen psiquiátrico en la clínica.

Los síntomas de la esquizofrenia

Una enfermedad que dura por más de seis meses y se caracteriza por dos o más de los siguientes síntomas:

- *Ideas delirantes.*
- *Alucinaciones.*
- *Desorganización del lenguaje.*
- *Desorganización de la conducta.*
- *Perdida de las reacciones afectivas o de la voluntad.*

Estos síntomas causan disrupción social u ocupacional

A pesar de que Anatolia vino a la clínica casi un año después del comienzo de su enfermedad, los síntomas tan severos no ocultaban la realidad: Ella era básicamente una estudiante inteligente y prometedora que había caído víctima de una enfermedad severa.

Su tratamiento envolvió un estudio clínico para descartar la presencia de depresión, uso de drogas o daño cerebral. También incluyó medicinas apropiadas, de las que hablaremos en otro capítulo, psicoterapia para rescatar su contacto con la realidad, y terapia familiar para ayudar a todos en la familia a seguir adelante.

Hace poco tuvimos el orgullo de atender la ceremonia de grado de la universidad, en la que se le otorgó a Anatolia su título summa cum laude.

SUICIDIO

Lucía, la misma Lucía del comienzo de este capitulo, despertó después de su atentado de suicidio en un hospital, sorprendida de que estaba viva. Tenía mucho en común con otra gente que comete intentos serios de suicidio:

- Había perdido la esperanza y no veía soluciones a sus problemas. Su visión se había vuelto telescópica: solamente veía lo malo, y no pensaba en ninguna solución.
- Con la falta de atención, la falta de concentración y la falta de energía que eran características de su depresión, la muerte se había convertido en la mejor solución.
- Ahora se sentía favorecida de estar viva. El intento de suicidio le había dado una nueva visión de sí misma.
- Lucía estaba preparada para iniciar tratamiento.

A través de una larga practica psiquiátrica, con frecuencia vemos pacientes que sobreviven intentos de suicidio terribles, sólo para dedicarse a mejorar sus vidas. Pedro había disparado una pistola con el cañón bajo su mandíbula. La bala destruyo el suelo de la boca, la mitad de la lengua, la mayoría los dientes incisivos, el paladar, un lado de la nariz y el ojo izquierdo. Lo conocimos cuando enfrentaba numerosas cirugías con aplomo y optimismo.

Las psicoterapias y los otros tratamientos que usamos para pacientes que han intentado suicidarse son hoy cada vez más efectivos.

CUANDO SE BUSCA AYUDA

El camino hacia la mejoría comienza con la identificación honesta de los problemas presentes, y el deseo de solucionarlos y llevar una vida mejor. Los ejemplos que hemos dado representan a una variedad de personas que pueden usar ayuda:

Lucía y Adelita con su depresión severa, Anita con su depresión crónica, Teresita con sus cuadros de manía, Romelia con su fobia social, Julieta con sus ataques de pánico, Anatolia con su falta de contacto con la realidad, Dolores con sus obsesiones y compulsiones, todas tuvieron síntomas que disminuían su capacidad para adaptarse y ser exitosas. Todas podían hacerse algunas preguntas:

- ¿Es lo que me sucede normal?
- ¿Hay algo que puedo hacer para mejorar?
- Si lo hago, ¿qué tanto puedo mejorar?

Podemos ver que los síntomas y las enfermedades eran diferentes, pero todas sufrían, aun Romelia que decía que no tenía ningún síntoma. No lo tenía porque su fobia social la había limitado hasta el punto en que evitaba todas las ocasiones que produjeran los síntomas.

Podemos ver que los síntomas son anormales porque producen dolor, reducen las actividades de la persona o interfieren con su funcionamiento. Podemos pensar que la ayuda profesional produce cambio, y este cambio es hacia la vida normal, es decir, una vida sin síntomas y con éxito.

Recuerde que cada enfermedad tiene su propio curso, que se puede estudiar y cambiar. Los profesionales de la salud mental tratamos de llegar a un diagnóstico correcto, hacemos un diagnóstico diferencial (establecemos que no existen otras enfermedades), iniciamos el mejor tratamiento de acuerdo con los síntomas, el diagnóstico y la condición del paciente, y hacemos cada esfuerzo necesario para llevarlo a la salud completa.

PASOS HACIA LA SALUD MENTAL

Investigue que grupos en su comunidad trabajan por la salud mental. Participe en sus actividades. Pregúntele a su médico le acerca de otros grupos. Si no existe uno que le parezca adecuado para sus necesidades, consulte con otros individuos interesados y forme su propio grupo.

CUARTO CAPÍTULO

El suicidio

La falta de esperanza es el denominador común entre las personas que se quitan la vida. La gran mayoría sufre depresión o alcoholismo. La persona a punto de suicidarse a menudo ha anunciado sus intenciones a otros.

El cuestionario que sigue nos ha sido útil por muchos años para identificar el riesgo de suicidio.

	SI	NO
Hombre	___	___
Más de cuarenta años de edad	___	___
Separado, divorciado o viudo	___	___
¿Vive en una zona pobre?	___	___
¿Acaba de tratar de matarse con arma de fuego, ahorcándose o tirándose de un lugar alto?	___	___
¿Quedo inconsciente como consecuencia de esto?	___	___
¿Ha recibido tratamiento psiquiátrico antes?	___	___
¿Ha tratado de matarse antes?	___	___
¿Ha estado mal de salud en los últimos seis meses?	___	___
¿Tiene o ha tenido problemas con el alcohol?	___	___
¿Tiene o ha tenido problemas de adicción a otras drogas?	___	___
¿Ha tenido problemas con la justicia?	___	___
¿Ha tenido alguna pérdida emocional en los últimos seis meses?	___	___

Seis o más respuestas positivas requieren una evaluación psiquiátrica.

5

CARGAS, OPRESIÓN, ANGUSTIAS Y ENFERMEDADES

ANITA

Las quejas e inquietudes de cada persona son diferentes; realmente pueden ser muy diferentes. Ya nos hemos fijado en la conducta compulsiva de Estefana y de Dolores, en los ataques de ansiedad de Julieta, en las depresiones de Estefana, de Dora, de Lucía y de Anita, en las distorsiones de la realidad que sufría Anatolia, en las restricciones que Romelia se imponía a sí misma, en los altibajos de Teresita y Adelita. Cada cual tiene cargas especiales que se relacionan con sus problemas específicos. Estos a veces se refieren al miedo de una recaída, a las restricciones impuestas por los síntomas, al miedo de seguir enferma, o a la pregunta universal: ¿me voy a volver loca?

La gran mayoría de las pacientes que ven a un psiquiatra nunca pierden su contacto con la realidad, nunca van a hospitales, nunca dejan sus familias o sus trabajos, y generalmente aprenden a funcionar mucho mejor después de haber recibido tratamiento. Este libro quiere ayudar en el progreso hacia una vida mejor.

Comencemos con la persona que sufre los síntomas de depresión de que hemos hablado. Nuestros tratamientos son cada vez mejores. Las combinaciones de psicoterapia y medicinas antidepresivas producen resultados en la mayoría de los pacientes, tanto como ocurrió con Estefana, Lucia y Anita.

El progreso de Estefana hacia una depresión mayor fue lento y en el medio de pérdidas y de tristeza producida por ellas. Los síntomas aparecieron progresivamente, y al final eran parte de su vida. El proceso de recuperación necesitó cambios en sus pensamientos y sentimientos. Ahora ha mejorado. ¿Qué puede hacer para mantener su mejoría?

Preguntas para la persona que ha mejorado de la depresión:

- ¿Se siente bien?
- ¿Se siente en control de su vida?
- ¿Está durmiendo bien?
- ¿Se puede concentrar en lo que hace?
- ¿Puede hacer decisiones?
- ¿Hay algo que la hace sentir culpable?
- ¿Ha pensado en la muerte? ¿En el suicidio? ¿Ha hecho planes?
- ¿Aún está recibiendo tratamiento?
- ¿Toma sus medicinas?
- ¿Han aparecido síntomas nuevos?

Algunos se preguntan si es conveniente hablar sobre el suicidio. Lo que no es conveniente es dejar de hablar sobre el suicidio. Un gran número de personas que terminan quitándose sus vidas han hablado sobre esto con sus médicos, con sus amigos, o con sus familiares en los meses que preceden el acto.

Muchas hacen preparaciones cuidadosas, incluyendo regalos para amigos y parientes, testamento, arreglo de todos los asuntos personales, y aun preparaciones para el entierro. Parece increíble que esto sucede ante los ojos de aquellos que darían cualquier cosa para evitar la muerte de la persona que hace los planes.

Muchas pacientes mejoran rápidamente cuando el tratamiento comienza, pero después lo dejan cuando se sienten mejor. Nosotros los psiquiatras hacemos todos los esfuerzos posibles para indicar a nuestros pacientes que la duración del tratamiento es por lo menos de seis meses, y frecuentemente más larga.

Hay pacientes que tienen mejorías parciales, lo que conlleva una posibilidad más alta de recaída. Pensamos actualmente que el tratamiento debe continuarse por meses después de que se ha logrado una mejoría completa y la persona está funcionando normalmente.

Hablando de desenvolverse normalmente, la experiencia con la depresión se puede usar para avanzar en la salud mental de la paciente. Idealmente el tratamiento logra:

- Mejores relaciones con familiares, amigos y compañeros de trabajo.
- Mejor desenvolvimiento en el hogar y en el trabajo.
- Mas habilidad para resolver problemas de la vida diaria.
- Una actitud optimista y positiva.

Las medicinas realmente proveen mejoría del estado depresivo. Las psicoterapias efectivas para la depresión se enfocan a menudo en dos áreas:

- Mejorar la forma como la persona piensa sobre sus problemas. Ya hemos enunciado en el segundo capítulo las formas de pensamiento defectuoso que se encuentran en muchos pacientes con depresión. Estas distorsiones del pensamiento se vuelven la base que usa la persona para juzgar la realidad en términos negativos: Generalizaciones excesivas llevan a verlo todo mal, la negación de lo positivo cierra las puertas hacia evaluaciones menos pesimistas, el filtro mental niega entrada a realidades acogedoras. El terapista presenta a la paciente con sus formas defectuosas de pensar e introduce el cambio.

- Mejorar la forma como la persona maneja sus relaciones interpersonales. Hay tres áreas en que se puede intervenir en forma efectiva: ayudar a manejar ventajosamente los efectos de pérdidas emocionales, de las que ya hemos hablado; ayudar a resolver conflictos interpersonales, sea en el hogar, en el trabajo o en situaciones sociales; ayudar a sobrevivir transiciones en la vida. Aun aquellas transiciones que superficialmente parecen positivas, tales como una promoción en el trabajo, una vacación, o un aumento de sueldo, pueden llevar a conflicto y a la depresión.

Julieta sufría ataques de pánico suficientemente severos para que ella pensara que harían su vida corta y llena de síntomas y de dificultades. A medida que se adentró en el estudio de los problemas cardiológicos, encontró que la ansiedad y los ataques de pánico habían sido el objeto de interés entre médicos por más de cien años. Era claro que los ataques de pánico compartían mucho con los ataques del corazón, pero también eran diferentes, se podían diagnosticar y se podían curar.

En la medicina actual hay varias medicinas efectivas para los desórdenes de ansiedad. Julieta usa Inderal para prevenirlos, con buenos resultados.

Hace años ella aprendió que el miedo de la ansiedad es el factor más grande en el comienzo del ataque de pánico. Aprendió a reconocer las circunstancias que precedían sus ataques, a controlar su respiración, y a enfocarse en pensamientos que mejoraban su control sobre su cuerpo. Todo esto terminó ayudándola con las pacientes de la clínica cardiológica que sufrían ataques de pánico. Estas pacientes no podían creer que la enfermera afirmativa y fuerte que les ayudaba, había comenzado como víctima de los ataques.

Sus amigas se reían de Dolores porque parecía que había nacido para contar, evaluar y medir. Habiendo tenido ideas obsesivas toda su vida, no aspiraba a un cambio completo, aunque pensaba que podría pensar mejor. Sus rituales se habían apoderado de una parte grande de su vida. Medicinas nuevas y psicoterapias de larga tradición la han ayudado grandemente. Su psicoterapista con frecuencia ha usado la "intención paradójica" para ordenarle dedicarse a sus rituales, con el resultado de que Dolores simplemente los ha abandonado poco a poco (nadie puede hacer lo mismo todo el tiempo). Simultáneamente, ha aprendido a bloquear los pensamientos obsesivos con ideas mucho más placenteras. Su esposo, un hombre jovial y placentero, dice que ahora tiene acceso a la otra mitad de Dolores.

En el grupo de Romelia, Josefina, Anita, Dolores y Julieta, Romelia, como lo hemos dicho antes, era ama de casa. Las demás trabajaban con diferentes grados de éxito: Josefina manejaba la oficina de un banco en una comunidad acomodada, Anita trabajaba para una corporación que negociaba hipotecas, Dolores era una contadora y Julieta, como seguimos diciendo, era una enfermera trabajando en cardiología.

Sus presiones y problemas eran muy diferentes. Josefina trabajaba en el mundo competitivo de los líderes sociales y de negocios. Trabajaba todo el día, a veces parte de la noche, y tenía que estar siempre lista para participar en las actividades sociales de gentes que tenían una vida muy rápida. Aunque durante la universidad había pensado en casarse algún día, los planes personales se habían dejado de lado para avanzar en su carrera profesional. Julieta, como enfermera, tenía una carrera de éxito, estaba casada y tenía dos niños. Al contrario de Josefina, ella ponía el énfasis mayor en su vida familiar. Había preferido éxitos como madre a promociones como enfermera.

Anita era la amiga más cercana a Josefina, en mucha parte por razones que comentaremos en el próximo capitulo. Ellas compartían el mismo apartamento.

Después de luchar por años con sentimientos de depresión y de culpa, Anita había ido a través de psicoterapia y medicinas antidepresivas, logrando progreso continuo, pero cuidándose siempre de mantener su nueva salud mental. Como estudiantes, ni Josefina ni Anita habían estado interesadas en fiestas o en ingerir alcohol. A medida que la interacción social de Josefina aumentaba, Anita se iba convirtiendo en su apoyo cuando los colegas esperaban que Josefina celebrara con ellos hasta muy tarde, o ingiriera tanto alcohol como ellos. Era Anita la que decía cuando era suficiente y cuando era tiempo de terminar. Aunque no muy popular, Anita era probablemente uno de los factores más importantes en el progreso de Josefina: ella era la que impedía ocasiones problemáticas o imposibles.

Como tantas latinas con depresiones crónicas, Anita había tenido una infancia difícil porque su padre era un alcohólico, con frecuencia estaba ausente, nunca tenía dinero suficiente para los gastos de la casa, y llegaba intoxicado a agredir a su esposa.

Los síntomas de dependencia en alcohol y otras drogas

Uso maladaptivo de la droga caracterizado por tres o más de las manifestaciones siguientes:

- *Tolerancia: La persona necesita cada vez más de la sustancia para lograr los mismos efectos.*
- *Síntomas de abstinencia cuando se suspende la droga.*
- *La sustancia se consume en cantidades mayores que las que se esperaba.*
- *Esfuerzos continuos para disminuir el uso.*
- *Pérdida de mucho tiempo consiguiendo la droga.*
- *Reducción de actividades sociales, ocupacionales o de recreo debido a la droga.*
- *Uso continuado a pesar de efectos nocivos.*

Anita buscó desde temprano la ayuda de Alanon, el grupo de soporte para las familias de los alcohólicos. Allí aprendió a reconocer y enfrentar la conducta de los adictos. Allí también aprendió a protegerse del uso excesivo de alcohol, y a proteger a otros, como ahora lo hacia con Josefina.

Adelita se encontraba con problemas diferentes: siempre entusiasta, activa y energética, le era difícil saber cuando estas características salían fuera de control y se convertían en un episodio de manía. Con la ayuda de su psiquiatra, ella mantenía una escala diaria de planes, metas y logros, de manera que podía comparar su esfuerzo con los resultados obtenidos. Sabía por experiencia anterior que en la manía a veces hay más calor que luz, más esfuerzo que logros. Sus medicinas también le permitían regular sus actividades dentro de limites normales.

No podemos dejar esta sección sin hablar de Hilda, hoy una abuela de 39 años. Parece ayer cuando tuvimos que admitirla al hospital a la edad de quince años, porque temíamos por su vida. Aunque media un metro y 65 centímetros, solamente pesaba 40 kilos cuando la conocimos. Había estado perdiendo peso rápidamente, haciendo ejercicio vigoroso casi constantemente, negando que tuviera algún problema, y queriendo perder más peso. Al comienzo del tratamiento se negó a aceptar nuestras ideas sobre su salud, y solamente a través de intervenciones diarias logramos gradualmente cambiar su manera de pensar. Finalmente regresó a una conducta normal, terminó la secundaria, y se casó. Años después tuvo un episodio de depresión que respondió bien al tratamiento.

TODOS PODEMOS MEJORAR NUESTRA SALUD MENTAL

Hemos hablado sobre los esfuerzos que diferentes pacientes hacen para proteger su funcionamiento mental. Hablemos ahora sobre medidas de las que todos podemos aprovechar. Cualquiera que sea lo que sabemos o pensamos, siempre hay campo para aumentar estrategias y métodos para vivir mejor.

USANDO LA RESPIRACIÓN

La respiración profunda, también llamada diafragmática, porque envuelve el músculo diafragma (el que separa el tórax del abdomen), ayuda a disminuir la velocidad de la respiración y a calmar a la persona. Reduce la velocidad de los latidos del corazón y relaja los músculos. La expansión resultante del movimiento del diafragma permite una mejor oxigenación de los pulmones. La expansión de los pulmones ayuda a conseguir el oxígeno que se puede necesitar en períodos de angustia.

Una manera de hacer esto es sentándose o acostándose en un lugar silencioso. Tome una inhalación profunda mientras piensa que sus pulmones se expanden al máximo. Luego exhale, dejando que el abdomen se relaje. Si lo hace varias veces, se sentirá más descansada. Este es un ejercicio que puede repetir cada día por lo menos por diez minutos.

MEDITACIÓN

Hace un tiempo la meditación se hizo popular y se volvió parte de muchos programas, buenos y malos. Por sí misma, la meditación, conducida correctamente, produce tranquilidad y reflexión. La meditación ha sido asociada con mejoría en la presión arterial, reducción en las hormonas asociadas con la angustia tales como norepinefrina y cortisol, y aumento en la claridad mental.

La meditación se practica mejor en un lugar tranquilo donde usted se pueda sentar. Requiere que usted se concentre en una palabra, un sonido o su respiración. Cierre sus ojos y concéntrese poco a poco en sus técnicas de respiración profunda. Cuando se ha enfocado en su respiración, puede repetir una palabra a su propio paso. Puede usar cualquier palabra que le sea especial, como "paz", " uno" o "valor".

Cuando comience, puede encontrar que otros pensamientos llegan a su mente; anótelos, pero vuelva a su palabra. No luche por dejar de pensar, pero regrese a su palabra y a su respiración profunda. Practique esta técnica de 15 a 20 minutos cada día. Encontrará que Ud. puede hacer esto sin dificultad por media hora cada día. Hay muchas cintas de meditación y relajación en las librerías. Algunas incluyen imágenes con instrucciones sobre como entrenar su mente para desarrollar imágenes relajantes.

EL EJERCICIO FÍSICO

Estamos en la época en que cada cual se hace cargo de su propia salud. El ejercicio físico regular ayuda a aumentar el bienestar, reduce la posibilidad de desarrollar enfermedades metabólicas, y ayuda en el manejo de la depresión.

Algunos de los argumentos en contra del ejercicio no son aceptables. Caminar no cuesta nada. Se puede hacer ejercicio o practicar un deporte sin gastos o con gastos mínimos.

Quienes estamos a favor de caminar, preferimos hacerlo acompañados de familiares y amigos, preferimos caminar por lugares atractivos, especialmente calles bien conservadas y parques, usualmente caminamos cada día a una hora fija, y con frecuencia seguimos caminando a pesar del tiempo. Los parques comerciales y muchos edificios públicos permiten caminar y subir escaleras en muchas ocasiones, cualquiera que sean las condiciones del tiempo.

Para quienes no han hecho ejercicio en mucho tiempo, cualquier comienzo es bueno: dejar el carro o el bus más lejos, no usar ascensores, caminar a buscar algo que se puede conseguir también de otra manera, empezar a visitar parques en los que no nos habíamos fijado, conversar con alguien caminando a algún lugar cercano, cualquier otra idea que aumente el ejercicio.

Para quienes tienen quebrantos de salud, el consejo del médico será una buena idea. Si él no aconseja una clase de ejercicio, puede recomendar otra.

Cada vez se piensa más en el ejercicio como un derecho: Tiene que darse la oportunidad de sentirse bien porque se cuida bien. Aunque haya problemas de tiempo, lugar, oportunidad y compañía, debe pensar que usted merece el beneficio del ejercicio, como todos los otros seres humanos.

Para aquellos que están muy ocupados para poder hacer ejercicio, la pregunta es sobre que tanto se estiman a sí mismos, y sobre su idea de como contribuír a su propia salud. Es posible que no se sientan tan interesados en sí mismos como para hacer un esfuerzo en mejorar su condición física y su actitud personal. Si este es el caso, se necesita recordar que las cosas necesarias que uno no hace voluntariamente, termina haciéndolas de todas maneras más tarde por obligación o por prescripción.

LA CLASE DE EJERCICIO

Una vez que ha decidido aumentar su ejercicio, utilice todas las oportunidades alrededor de usted. Trate de caminar más cada vez que pueda. Use el carro menos. Use las escaleras y no el elevador, tome un paseo diario a un lugar cercano. Almuerce en el parque. Visite a amigas que vivan cerca e invítelas a caminar. Pronto se encontrara haciendo cada vez más.

Ejercicios aeróbicos como caminar, nadar, andar en bicicleta y subir gradas aumentan el trabajo del corazón. Como es un músculo, el trabajo adicional le da más fuerza.

Dedique un período especial del día, preferentemente temprano, para su ejercicio favorito. Trate de aumentar hasta media hora de ejercicio al día. Trate de hacerlo por lo menos tres días a la semana.

El ejercicio ayuda de muchas maneras. Crea una sensación de vigor físico, le da tiempo para reflexionar sobre temas positivos, y establece un flujo de las "endorfinas", los calmantes naturales del sistema nervioso, que le hacen sentirse saludable y en control. La sensación de lograr algo importante se extiende a otros campos, de manera que ayuda a que usted se sienta capaz de esfuerzos valederos que se obtienen con determinación y paciencia.

BUSCANDO EL PLACER

Hay muchas fuentes de alegría que han sido típicas de nuestra cultura: los paseos en el campo, los deportes que requieren participación extensa del grupo, las comidas que reúnen a las familias y a muchos amigos alrededor de la misma mesa, los cantos populares entonados por todo el grupo, las sesiones de chistes y de cuentos. Todo esto hace que muchos digan que el seguro de salud de las latinas son la risa, la familia y las amigas.

LUCÍA SIGUE ADELANTE

Después de muchos años, Lucía no ha tenido otro intento de suicidio. Habiendo terminado la universidad y estudiado leyes, hoy ofrece sus servicios a varios grupos que luchan por un mejor tratamiento para los enfermos mentales. Como tantas personas que han sufrido una depresión, Lucia no tiene reparo en contar su historia o hablar sobre su tratamiento. Usualmente termina sus charlas indicando que habría querido saber mucho más sobre las depresiones antes de que ella sufriera una.

PASOS HACIA UNA MEJOR SALUD MENTAL

Tome acción enseguida. Establezca un plan para manejar las angustias, cargas y presiones de la vida diaria. Establezca actividades rutinarias que lleven hacia una mejor salud mental. Escoja las que le gusten más.

QUINTO CAPÍTULO
DICE

Un número grande de mujeres no bebe y entre las que lo hacen, la gran mayoría bebe muy poco. A pesar de esto, las mujeres son las víctimas principales del alcoholismo, usualmente de un esposo, hermano, padre u otra persona querida.

Entre los médicos generales en Estados Unidos y otros países, se ha usado ya por más de quince años un cuestionario simple para identificar el uso excesivo del alcohol. Quizás nuestras lectoras puedan usarlo para ayudar a identificar a aquellos que pueden destruir muchas vidas con el alcohol.

DICE permite recordar cuatro verbos:

Disminuir—**I**rritar—**C**ulpar- **E**mpezar

Cuatro preguntas que permiten identificar una persona con problemas relacionados con el alcohol:

Disminuir—¿Ha hecho esfuerzos infructuosos para **disminuir** su ingestión de alcohol?

Irritar—¿Ha sido **irritado** por aquellos que critican su consumo de alcohol?

Culpar—¿Se siente **culpable** sobre su consumo de alcohol?

Empezar- ¿Necesita un trago para **empezar** el día?

6

A DIOS ROGANDO
Y CON EL MAZO DANDO

JOSEFINA

Hace 25 años Josefina era una niña de 10 años con una apariencia muy típica en América latina: cabello largo, lacio y muy negro, grandes ojos negros y una sonrisa permanente que se aumentaba mientras oía de Pancho Villa, de trenes, y de grandes migraciones de gente durante la revolución mexicana.

Su abuela, María Estela, entonces de 76 años, quizás había repetido las mismas historias cientos de veces. Tenía solamente 16 años cuando su esposo se unió a los Dorados, la caballería de Pancho Villa, y participó en muchas batallas en gran parte de México. María Estela lo había seguido por tren, a caballo, o simplemente caminando. Cuando quedo viuda a los 22 años, hizo el viaje a San Diego con sus cinco hijas. Aquí trabajó en todo lo que pudo y tuvo el orgullo de verlas a todas formar hogares y tener muchos hijos. Para el tiempo en que Josefina y su madre la acompañaban a la oficina, María Estela tenía 75 años.

Tuvimos oportunidad de ver a María Estela porque su médico primario siempre incluía a la depresión en sus diagnósticos diferenciales. Como tantas latinas, Maria Estela ni siquiera había oído de la depresión. Había consultado debido a dolores difusos, mareos, malestar abdominal y dificultad para respirar. Su médico no encontró razones para los síntomas hasta cuando preguntó sobre las manifestaciones de depresión. Entonces nos la refirió.

Maria Estela nos ha enseñado mucho en los últimos 25 años. Ha tomado 40 miligramos de Prozac todos los días la mayor parte de este tiempo. A los 101 años de edad, dice que se siente mejor que nunca. No ha tenido una recurrencia de la depresión y continúa gozando de su familia. Con frecuencia nos muestra fotos y nos habla sobre todos, especialmente sobre Josefina, cuya madre aún acompaña a María Estela cuando nos visita.

La carrera de la nieta ha incluido muchos triunfos. Obtuvo un grado en economía de la Universidad de California, hizo una carrera rápida en el sistema bancario, y ahora maneja uno en una zona comercial.

Josefina conoció a Anita, otra de nuestras pacientes, cuando estudiaba la primaria. Es difícil saber cual ayudaba más a la otra, pero ofrecían un frente poderoso. Josefina era la de los planes, las ambiciones y las estrategias, quizás en parte influenciada por las historias de la abuela sobre los guerreros y héroes mexicanos. Anita era callada, con frecuencia reflexionando y preocupándose por detalles, pasando mucho tiempo leyendo o escribiendo. Cuando Josefina parecía excederse en sus planes, Anita era el freno. Josefina fue la primera en reconocer y buscar tratamiento para las largas depresiones de

Anita. Quizás aquí también influyó la experiencia que Josefina había tenido con su abuela.

LAS LATINAS Y EL ORGULLO PERSONAL

Josefina se sentía orgullosa de todo lo que sabía sobre la historia de la familia. Se imaginaba a su abuelo dirigiendo a sus compañeros en el campo de batalla y logrando triunfos impresionantes. Se imaginaba a su abuela atravesando las montañas y los desiertos para llevar a la familia a un lugar seguro. Se imaginaba a sus antepasados indios construyendo ciudades en América cuando la civilización todavía no llegaba a Europa. Se imaginaba a sus antepasados iberos construyendo fortalezas y desmontando selvas. Se imaginaba que por sus venas flotaba la sangre de los héroes.

Anita recordaba a su padre intoxicado, insultando y agrediendo a su madre. Aun cuando el padre a veces no hacía ruido, la madre con frecuencia aparecía con manchas amoratadas en la cara y en los brazos, diciendo que se había caído. Con el padre celebrando fuera de la casa, y la madre temerosa de verlo intoxicado, no había fiestas en la casa. Anita había oído a través de sus amigas a cerca del 4 de julio, el 5 de mayo, el 16 de septiembre, el Día de acción de gracias, Nochebuena, Año nuevo, cumpleaños y quinceañeras. Anita se sentía tranquila cuando simplemente no pasaba nada en la casa.

Josefina había crecido esperando siempre la próxima celebración familiar, que usualmente ocurría cada fin de semana. Con tíos, tías, primos y otros, la familia contaba con más de cien personas. Continuamente había cumpleaños, bautizos, celebraciones de quinceañeras, grados, bodas y triunfos para gozar. Toda la familia se reunía más de diez veces al año, más aun para fiestas especiales. Ya en la primaria Josefina se había dado cuenta de que Anita era extraña a todo esto, y gradualmente la incorporó a su familia, de manera que Anita era esperada, especialmente en fiestas que tenían lugar en la casa misma de Josefina, y también en la celebración del 5 de mayo, el 4 de julio, el 16 de septiembre, el Día de acción de gracias, Nochebuena y la celebración de Año nuevo, dondequiera que la familia de Josefina se reuniera, que era usualmente en rotación entre más de 10 hogares. Pronto Anita era parte de la familia de Josefina. A través de estas gentes Anita vino a conocer la rica historia de los latinos en San Diego y al sur de la frontera. Este conocimiento ayudó grandemente a Anita a adquirir el orgullo personal que le permitió después terminar sus estudios e ir a la universidad. Cuando finalmente se graduó, su madre y más de 30 personas de la familia de Josefina atendieron la ceremonia.

Las dos amigas crecieron con metas diferentes: Josefina quería conquistar el mundo. Anita quería entender mejor las grandes diferencias que existían en el centro mismo de la cultura latina. Josefina quería representar bien a su familia y a su grupo. Anita quería servir a los que habían nacido con menos oportunidades y quizás no sabían como vencer los obstáculos a los que se enfrentan las familias emigrantes.

Ambas amigas tenían talento para administración de negocios, contabilidad y planeación económica. Josefina obtuvo un título en economía. Anita obtuvo uno en contaduría. Josefina inmediatamente empezó a trabajar en bancos, donde obtuvo promociones rápidas. Anita trabajó para varias empresas en contaduría, y encontró su nicho en una compañía que manejaba hipotecas. Josefina se veía a sí misma como experta en el manejo de dinero y valores comerciales. Anita se imaginaba ayudándoles a muchos a adquirir una casa.

No se le escapaba a Anita que María Estela, la abuela de Josefina, habiendo migrado con cinco hijas que apenas comenzaban a vivir cuando llegaron a San Diego. Era claro que para María Estela sus hijas eran la base y el objetivo de su vida. Maria Estela había colocado todas sus esperanzas en ellas, y no salió defraudada. La familia creció rápidamente y pronto hubo ambiciones nuevas para cada cual. A no dudarlo, hubo competencia entre las cinco hermanas para mostrar cada una que podía repetir los logros de María Estela, de manera que los nietos y nietas llegarían tan alto como se pudiera. Cuando Anita se volvió parte de la familia, también entró en la competencia como nueva nieta ganada por adopción.

Anita veía esto como una tabla de salvación inesperada. De sentirse triste y sin esperanza en medio de las peleas en su propia familia, había pasado a sentirse animada a competir en medio de gentes que esperaban mucho de sí mismas y de otras. Pensaba que el ejemplo de ellas le había permitido sentirse fuerte. Al mismo tiempo, no negaba que su tratamiento para la depresión también había contribuido grandemente.

La diferencia entre el padre de Anita y los esposos de las hijas de Maria Estela era muy grande. Ellas se habían casado con hombres trabajadores y honestos que querían a sus esposas. Habían atraído a sus propias familias latinas para que se mezclaran con la de María Estela, con el resultado de que después de muchos años era difícil separarlas. Estos padres compartían el deseo de que en la próxima generación, tanto hombres como mujeres siguieran adelante. Anita también se benefició de esta fuerza positiva.

En la universidad Anita se encontró con latinas que provenían de familias similares a la de Maria Estela. También otras con historias muy diferentes. Después recordaba la historia de Sabina, cuyo padre, vestido en los trajes comunes entre los labradores, venía con frecuencia a ver a su hija. Estehombre, que había perdido a su esposa durante el parto de su tercera hija, había guiado a las tres hasta la universidad. Él no sabia leer ni escribir, nunca había ido a la escuela, trabajaba en los campos continuamente, y había logrado mantener un hogar para sus hijas. Anita se preguntaba si ellas llegarían a entender los sacrificios de él. A veces pensaba que Sabina se las arreglaba para que las visitas de su padre no se notaran, como si se sintiera avergonzada de sus vestidos, su manera de hablar y sus ideas sencillas. Anita pensaba que Sabina podía quedarse en el limbo de las latinas que rechazaban a sus propias gentes, pero no se sentían acogidas por otras.

LA VIDA SEXUAL

Josefina y Anita crecieron rodeadas de dos tipos diferentes de influencia: De sus madres aprendieron que por muchas razones, la vida sexual de las latinas comenzaba después del matrimonio. De sus compañeras y de otras fuentes, aprendieron que muchas adolescentes eran activas sexualmente. La voz predominante entre sus compañeras en la secundaria y en la universidad tendía a aceptar relaciones monógamas basadas en afecto y protegidas contra los problemas resultantes de enfermedades transmitidas sexualmente, embarazo, y situaciones comprometedoras. Josefina era suficientemente ambiciosa para dedicarse primero a sus estudios, y después, mucho después, decidir si quería tener una relación intima con alguien que fuera especial para ella.

Hasta ahora había tenido muchas satisfacciones en una carrera profesional que aún estaba comenzando. Ella se veía más como una profesional que como una futura madre, pero no descontaba que una relación floreciera en el futuro y ella entonces alternaría entre las funciones de profesional y de madre. Por lo pronto, sabiendo que era indudablemente atractiva, no quería engañarse pensando que atraer a alguien debía ser su aspiración máxima.

Anita había crecido preguntándose por qué sus padres se habían casado, por qué no se separaban, y por qué no buscaban una vida diferente. Como adolescente, se preocupo muy poco por su apariencia o por la impresión que causaba en otros. Más tarde, cuando su opinión de sí misma mejoró, poco a poco cambió su apariencia, su manera de vestir y su manera de arreglarse. Llego el día en que muchos creían que Josefina y Anita eran hermanas. La diferencia le atrajo la atención de una serie de amigos más o menos lejanos, de manera que con frecuencia tenía citas, pero no había entrado una relación a largo plazo. Por lo pronto quería convencerse de que un romance pudiera llevar a una relación mucho mejor que la que había sufrido en su hogar.

Anita y Josefina pertenecían a un grupo cada vez más grande de latinas que habían establecido sus metas y sus esfuerzos en relación con el logro del poder como líderes en sus profesiones. Por lo pronto, ambas estaban más que dispuestas a aplazar otras aspiraciones.

DEPENDENCIA Y FE EN SÍ MISMA

Josefina y Anita, a través de la familia de la primera, pertenecían a un sistema social que se expandía rápidamente y proveía soporte social, seguridad y estímulo para seguir adelante. Con todas las conexiones familiares creadas por los muchos matrimonios con otras familias latinas, ellas parecían tener acceso a lo que necesitaran para avanzar en sus vidas.

Los programas sociales, heredados a través de muchas generaciones, parecían tener el papel de disminuir diferencias y aumentar la dependencia de cada persona en las otras. La fiesta de quinceañera, la escogencia de un vestido de boda, la preparación de las piñatas para un cumpleaños, todas eran actividades que envolvían a jóvenes y ancianas, a las más y a las menos educadas, a las que tenían más y a las que tenían menos. Típico de esto era la operación familiar para preparar tamales antes del Año nuevo, un esfuerzo común que llevaba a todas a ayudar en la producción fenomenal de tamales para todas las familias y para todos los amigos.

A pesar de la influencia tan decisiva de una familia progresista como la de Josefina, parece que había grandes áreas en las que la familia ya no participaba y la persona estaba a cargo de sí misma. Poco después de terminar la universidad, Josefina y Anita se encontraron en círculos sociales, en posiciones y en lugares a los que nadie en la familia había ido antes. Se encontraron tomando decisiones que no podían consultar con otros en la familia de Josefina, simplemente porque se relacionaban con mundos nuevos y con opciones que no habían existido aun unos pocos años atrás. Esta situación aumentó el soporte mutuo y la necesidad que cada una tenía de recibir el beneficio de la opinión de la otra.

En las vidas de Josefina y Anita y en las de muchas otras profesionales latinas, es fácil ver que nuevos grupos sociales, profesionales y políticos gradualmente crecen y ayudan, basados en los mismos principios que han existido por muchos años en la familia latina. Estos principios incluyen soporte permanente, deseo de ayudar en cualquier situación, y deseo de compartir siempre tanto lo bueno como lo malo.

ANITA SIGUE ADELANTE

El resumen de nuestro recuento en este capítulo se reduce a pocas palabras: Josefina y Anita, aunque comenzaron vidas totalmente diferentes, a lo último terminaron ayudándose mutuamente, obteniendo nuevos triunfos, y llevando vidas muy similares en carreras prometedoras.

PASOS HACIA LA SALUD MENTAL OPTIMA

Continue percatándose de sus juicios internos, que pueden representar nociones equivocadas sobre sí misma, las que pueden ser un obstáculo para que se sienta positiva sobre usted misma y sus acciones. Decida sobre metas personales que cree puede lograr. ¿Qué pasaría si no las logra?

Un ejercicio

Usted debe reconocer las fuerzas interiores (el juez interior) que juzgan sus acciones. Si las conoce, puede cambiarlas, especialmente si reconoce que no son positivas. Para reconocerlas, use su diario por dos semanas para anotar todos los días sus observaciones sobre las causas de sentimientos negativos:

¿Qué la hace sentir deprimida, ansiosa o confundida?

¿Cómo empezaron estos sentimientos?

¿Ocurrió algo que los causó?

SEXTO CAPÍTULO

María Estela tenía más de 100 años, pero estaba perfectamente en sus cabales. Lo hacia bien en el Examen Cognitivo Breve, el que se usa para identificar estados de demencia. Este examen evalúa memoria, atención, y habilidad para entender y seguir instrucciones. Cada respuesta vale un punto (el total para cada sección está indicado en paréntesis). Este examen nos ha sido de gran utilidad para demostrar que la mayoría de nuestros pacientes de edad avanzada no tiene demencia, la que se espera con totales en este examen de más de diez.

¿Qué fecha es hoy? (Año, estación, mes, día de la semana, fecha completa). (5)

¿En dónde estamos? (Piso, hospital, ciudad, estado, país). (5)

Nombre de 3 objetos (1 segundo para cada uno). Pida que repita y aprenda las palabras: teléfono, mesa, lámpara. (3)

Reste de 7 en 7 empezando de 100 (93, 86, 79, 72, 65).(5)

Pregunte los tres objetos aprendidos. (3)

Muestre una pluma y un reloj y pida que los identifique.(2)

Pida que repita la frase "tres tristes tigres". (1)

Pida que ejecute la siguiente orden verbal: "Tome una hoja de papel con su mano derecha, dóblela por la mitad con las dos manos y colóquela en el piso". (3)

Pida que ejecute lo ordenado en una lamina con una frase escrita que diga: "Cierre los ojos". (1)

Pida que escriba una oración completa. (Debe tener sujeto, verbo y predicado.) (1)

Pida que copie correctamente un diseño geométrico. (La lámina puede tener un cubo o dos rombos unidos.) (1)

Más simple es el Cuestionario del estado mental, con diez preguntas:

1. ¿Dónde estamos ahora?

2. ¿Dónde es este lugar?

3. ¿Cuál es la fecha—día del mes?

4. ¿Cuál es el mes?

5. ¿Cuál es el año?

6. ¿Cuál es su edad?

7. ¿ Cuál es su cumpleaños?

8. ¿En qué año nació usted?

9. ¿Quién es el Presidente?

10. ¿Quién fue el Presidente anterior?

Interpretación

3-8 Errores:	Demencia moderada
9-10 Errores:	Demencia severa
No puede responder:	Demencia severa.

¿Cuáles eran sus pensamientos cuando esto sucedió? ¿Se encontró criticándose a sí misma? ¿Pensó en ideas que la ayudarían? ¿Cambió su manera de pensar sobre sí misma?

¿Hay pensamientos negativos que usted usa frecuentemente en contra de sí misma?

Después de una semana puede haber empezado a reconocer al juez interior que la critica o la condena. El diario puede ser la mejor evidencia, pero sus amigas cercanas le pueden ayudar a decidir si usted se critica a sí misma, y como lo hace.

Con esta evidencia, está lista para disminuir la autoridad del juez, que usualmente se basa en formas equivocadas de pensar que discutimos en el segundo capítulo. El juez interior puede decirle: "Usted ha fallado, no sirve para nada" (todo o nada—generalización- rechazo de lo positivo). Una respuesta lógica podría ser: "Fue un proyecto difícil con aspectos que no conocía. Con esta experiencia, lo haré mucho mejor la próxima vez".

Hay personas que van a través de la vida con un juez interior tremendamente injusto. Este ejercicio, repetido muchas veces, ayuda a cambiarlo, mejorarlo, y quizás suprimirlo y olvidarlo.

7

MUCHOS NUEVOS AMANECERES

PAULINA

Paulina tenía 28 años de edad cuando visitó a su médico debido a una pequeña zona de endurecimiento en su seno derecho. En varios meses no creció ni le produjo dolor. Cuando seguía presente después de seis meses, ella hizo otra consulta, el médico le aconsejó esperar y no hacer nada en ese momento. Esto no era fuera de lo regular en ese tiempo, hace veinte años.

Una segunda consulta después de seis meses no mostró cambio. Paulina fue a donde otro médico, quien aconsejó una biopsia, que podría ser seguida por la extirpación de la lesión.

La biopsia resultó positiva con cáncer, y la lesión se extirpo. De aquí en adelante, Paulina entró en una pesadilla producida por reportes de que la extirpación no había sido completa, de que Paulina debía seguir otros tratamientos, de que había diversidad de opiniones sobre el valor relativo de ellos, de que no había garantías definitivas. En los meses siguientes Paulina recibió irradiación y quimioterapia. Perdió mucho peso, su cabello, su energía y su interés en la vida. Se sintió frecuentemente llena de síntomas y dudas, y llego a creer que nunca mejoraría. Como muchas personas con cáncer, sufrió todos los síntomas de una depresión severa, pero los atribuyó al cáncer o al tratamiento.

En su recuperación, Paulina logró superar muchos problemas, en gran parte gracias a su participación en grupos que ayudaban a los sobrevivientes del cáncer. Habiendo sufrido a una edad temprana una enfermedad que podría matarla, Paulina ahora quería saber más, quería hacer más, quería que sus problemas y los de otras personas fueran conocidos, apreciados y resueltos apropiadamente.

Habiendo sufrido una depresión severa sin recibir tratamiento, Paulina fue una de las primeras personas en insistir en que los profesionales de la salud mental participaran en su centro para los sobrevivientes del cáncer. Fue así como la conocimos y comenzamos a entender sus ideas.

Paulina entró al movimiento de soporte para los pacientes del cáncer pensando que ella no había sido tratada bien, que su cáncer se habría podido diagnosticar más temprano, que su tratamiento inicial podría haber sido mejor coordinado, que ella merecía mejores explicaciones sobre los efectos de la quimioterapia y de la irradiación, que había sido dejada sola con sus miedos y con su tristeza, y que alguien debía cambiar las cosas.

El grupo de soporte tenía un comité consejero que contaba con psiquiatras y con especialistas en la patología del cáncer. Paulina empezó a discutir el cáncer con ellos en un tiempo cuando muchas cosas estaban cambiando en la medicina, más médicos compartían con sus pacientes sus ideas, sus dudas, y las razones para sus decisiones, y muchos médicos habían venido a aceptar el valor de los tratamientos psiquiátricos en el cuidado de pacientes con cáncer.

Paulina había sido una enfermera registrada. Después de su experiencia traumática, no estaba segura de que volvería a ejercer su profesión. Hablando con otros en el centro de supervivientes, se percató de que quizás podría ser más útil como consejera que como enfermera. Regresó a la universidad para obtener un grado como trabajadora social. Pensaba usar su licencia para ayudar a pacientes que habían sufrido cáncer.

En la universidad Paulina se transformó. Ahora no quería enfocarse al cáncer. Ahora quería ayudar a los millones de personas con enfermedades mentales que nunca recibían tratamiento. Sus estudios la llevaron a saber que la gran mayoría de las personas con depresión nunca saben que la tienen, que la mayoría de las que lo saben no conocen donde pueden recibir tratamiento adecuado, que los costos de la depresión son muy altos, y que hay personas que sufren en silencio con depresiones crónicas.

Paulina llegó a entender las tres clases de prevención que ayudan con la depresión:

En la PREVENCIÓN PRIMARIA se busca evitar que la enfermedad aparezca. Sabemos que las depresiones ocurren en familias, sabemos que ocurren varias veces en la misma persona, que son desencadenadas por situaciones que se pueden controlar, y que si la persona se recupera totalmente de un episodio de depresión, tiene menos chance de sufrir un nuevo episodio. Probablemente sabemos suficiente en cada caso individual para ayudar a que una nueva depresión no suceda.

En la PREVENCIÓN SECUNDARIA buscamos un diagnóstico temprano seguido por tratamiento efectivo. Aquí le enseñamos al paciente sobre las manifestaciones iniciales de la depresión, sobre las formas efectivas de intervenir, y sobre las razones para empezar el tratamiento de inmediato.

En la PREVENCIÓN TERCIARIA tomamos medidas para evitar la cronicidad, el deterioro y las pérdidas familiares, sociales, ocupacionales y económicas que suceden cuando la depresión bloquea a la persona y la aleja de su vida habitual.

Paulina pronto estaba pensando en todas las intervenciones que se podían efectuar con el paciente y la familia, en el trabajo y en el grupo social, que podrían ayudar en cada caso y a veces solamente requerían voluntad y sentido común.

HABLANDO DE PROGRESO:
TERESITA Y ADELITA

Ya nos encontramos con estas dos pacientes que sufrían del desorden bipolar. Teresita, habiendo vivido en épocas y lugares que no ofrecían recursos para el tratamiento efectivo, nunca recibió más que medidas básicas de prevención terciaria, que consistían simplemente en aislarla en lugares protegidos durante sus períodos de manía, los que usualmente duraban varios meses. Adelita, en otra época y con mucha ayuda de la familia, las amigas y los profesionales, ha llevado una vida de logros valederos, interrumpida por ocasiones breves, usualmente de días, cuando ha sufrido períodos de manía. Ha aprendido a reconocer los síntomas iniciales, ha pedido a sus allegados más cercanos que le ayuden a identificarlos, ha coordinado para estar en contacto cercano con su psiquiatra cuando sea necesario, y ha llegado a pensar que puede ayudar a manejar su enfermedad.

LOS DERECHOS DEL CONSUMIDOR LLEGAN A LA PSIQUIATRÍA

Paulina es una creyente verdadera en el principio de que el paciente participe en todas las decisiones. Muchas enfermedades emocionales comienzan temprano en la vida, de manera que los pacientes pueden adquirir un conocimiento valioso en sus primeras décadas, y lo pueden usar para ayudar a hacer sus decisiones personales. Paulina aconseja que todos lleven un diario con todos sus diagnósticos y tratamientos a través de los años.

Paulina está a favor de la intervención temprana por parte los profesionales de la salud mental. Es muy probable que en muchos casos el médico general ayude en el diagnóstico y en el tratamiento iniciales, pero un paciente bien educado puede ayudar en este proceso o puede decidir ir directamente al especialista.

Ya hemos hablado sobre los lugares donde se puede conseguir información sobre los profesionales de la salud. Las organizaciones psiquiátricas y las otras asociaciones medicas continúan dando información y ayudando a establecer contacto con los profesionales.

Los pacientes que sufren problemas emocionales y sus familias cada vez hacen más para repartir información y ayuda.

Un problema ha emergido en países donde los seguros médicos son ligados al lugar de trabajo. El dueño de la empresa se convierte en el juez de lo que el paciente necesita. En países como Canadá, donde hay un interés grande en la salud, el dueño de la empresa puede ser el mejor amigo del paciente. En muchas otras partes, las consideraciones económicas de la empresa pueden obliterar una visión clara sobre las necesidades del individuo.

En muchos países hay cada vez más gente que no tiene seguro médico y puede no tener esperanza de lograrlo.

Paulina ha estado a favor de que el sistema tributario en cada país haga que los gastos para la salud se puedan deducir de los impuestos, y las personas más pobres usen dinero del estado para cubrir sus cuidados médicos. En otras palabras, ha estado a favor de sistemas que no pongan al dueño de la empresa entre el trabajador y su cuidado médico.

Paulina no cree que seguros médicos sean de mucha utilidad, a no ser que el individuo sea el que elige, compra y usa el seguro. De esta manera, como en otros campos de la vida económica, cada persona compra lo que necesita. Al mismo tiempo, Paulina ha estado a favor de crear el "seguro catastrófico universal". Este sería un seguro básico y mucho menos costoso que los seguros actuales, que cubriría gastos excesivos provenientes del cuidado de enfermedades graves. En Estados Unidos, por ejemplo, este seguro cubriría gastos más por sobre los dos mil quinientos dólares al año.

Es indudable que continuará habiendo muchos debates sobre la mejor manera de distribuir el dinero para la salud de manera que cada cual reciba cuidado sin perder todo su dinero.

Mientras tanto, hay injusticias, hay gentes que no pueden conseguir acceso a ningún centro de salud, y gentes que no saben siquiera donde pueden obtener consejo sobre esto.

En San Diego, como en muchas otras partes, los latinos hemos organizado clínicas dedicadas exclusivamente al cuidado de nuestras gentes. Estas clínicas ofrecen el mejor cuidado posible a pacientes indigentes, a pacientes que ni siquiera tienen papeles de identificación, y a pacientes que sufren enfermedades crónicas y debilitantes. Muchos de los esfuerzos de Paulina se han enfocado a aumentar el número y los servicios de estas clínicas. Más del 70% del presupuesto de las clínicas viene de donaciones hechas por latinos que creen en nuestra habilidad para cuidarnos a nosotros mismos.

LO QUE NECESITAMOS SABER
PARA PODER AYUDAR

Los profesionales de la salud mental queremos y sabemos guardar secretos. Nuestro tiempo con usted es suyo, y siempre nos place saber que se ha utilizado bien.

- Con frecuencia queremos saber
- Las razones para la consulta.
- La duración del problema presente.
- Los síntomas.
- Las circunstancias que pueden haber producido el problema presente.
- Si este problema ha ocurrido antes y como desapareció.
- Si ha habido otros problemas en el pasado.
- Los tratamientos que ha tenido y sus resultados.
- Las medicinas y suplementos que ahora toma.
- Síntomas específicos de depresión, manía, ansiedad, dependencia en drogas, y psicosis.
- Eventos en su vida tales como cambios en su hogar, abuso, muertes, problemas en el trabajo.
- Síntomas de enfermedades orgánicas.

Siempre es difícil compartir información personal. Sin embargo, el hacerlo no solamente ayuda a clarificar problemas, sino también a entenderlos mejor y darles un valor más real. Su psiquiatra quiere entender todo lo que afecta su vida. Haciéndolo, puede trabajar mejor con usted en lograr los mejores resultados de su terapia.

A veces puede usted no tener deseos de compartir secretos, angustias y eventos de los que no se siente orgullosa. Usted quiere recordar que las mejores soluciones vienen de poder entender todos los factores y de poder darles el valor que merecen.

EL PACIENTE INVOLUNTARIO

Adelita ha temido siempre no darse cuenta de que su conducta puede alejarse de las normas comunes y puede causar perjuicios a todos en la familia. Una manía puede acompañarse de compras excesivas, viajes costosos, inversiones no razonadas, y muchas otras manifestaciones de la conducta que aparecen en la manía. Su protección mayor es recordarles a otros que deben ayudarla cuando necesite tratamiento, aunque ella misma no se da cuenta de la necesidad.

En muchos lugares una paciente puede ser confinada en un hospital si constituye un peligro para sí misma o para otros, o si ya no puede cuidarse a sí misma. Las leyes son diferentes en cada lugar, pero la mayoría de nuestras comunidades ya no aceptan la situación de antaño en la que la cárcel era el lugar de protección para el paciente mental.

Como lo hace Adelita, aquellos en peligro de perder contacto con la realidad y sus familiares necesitan darse cuenta de las leyes y de su aplicación. En San Diego, la policía con frecuencia ayuda a hacer posible que un paciente que lo necesita pueda ir a un hospital, aun en contra de su voluntad.

ENCONTRANDO AYUDA

Por lo menos en Estados Unidos, con el crecimiento extraordinario de la población latina y la falta de profesionales latinos en la mayoría de los centros médicos, hay una alta probabilidad de que su médico no sea latino, no hable español, o no haya estado interesado en la cultura latina.

Usted tiene derecho a hablar sobre esto.

Puede explicarle a su médico lo que la cultura latina significa para usted. Puede preguntarle si se da cuenta de sus preocupaciones y de la importancia que tienen para usted. Puede darle ejemplos de lo que a usted le parece importante.

Muchos médicos le preguntaran si prefiere que usen su primer nombre o su apellido. A usted se la debe llamar como usted quiera.

Usted tiene derecho a preguntar sobre el diagnóstico, la terapia a seguir, los costos y las reglas que se aplican si usted no viene a las citas. Recuerde que es una situación de respeto mutuo.

Finalmente, quiere preguntarse si usted cree que puede formar con su médico la clase de relación de satisfacción y cooperación que se asocia con resultados excelentes.

La mejor manera que todos los latinos tendrán en el futuro para garantizar el mejor cuidado médico, es animar a los niños desde la escuela primaria a entrar en las profesiones medicas, ayudar a conseguir becas y otros auxilios, ayudar a prepararlos para la universidad, y ayudar a que un día graduemos médicos latinos en la misma proporción como otros grupos culturales.

PSICOFARMACOLOGÍA

Aquí nos referimos a las medicinas que influencian el funcionamiento del cerebro de manera que combaten los síntomas de las enfermedades mentales. Cada vez entendemos mejor que las enfermedades mentales comunes se asocian con cambios en las sustancias que conducen impulsos de una célula nerviosa a otra. De estas sustancias, conocemos más sobre la serotonina, la norepinefrina y la dopamine, cuyo funcionamiento está alterado en las enfermedades mentales, y cuya acción puede ser cambiada por las medicinas que usamos actualmente. A medida que conocemos más sobre las sustancias que afectan el funcionamiento del cerebro, encontramos más medicinas con acción positiva en combatir las enfermedades.

Lo que debemos saber sobre las medicinas

Si tomamos como ejemplo la depresión, podemos decir que hay una variedad de medicinas que son efectivas para combatirla. Cada vez se usan más en combinaciones con otras. Usualmente se deben dar por varios días antes de obtener resultados. A no ser que haya efectos colaterales indeseables, los psiquiatras generalmente continuamos las medicinas antidepresivas por seis semanas, porque hay pacientes que necesitan este tiempo para mostrar resultados. Los latinos tendemos a dejar las medicinas cuando aparecen problemas colaterales. Es mejor decirle al médico sobre ellos, y no abandonarlas sin hablar con él.

Los síntomas de la depresión se tienen en cuenta al momento de decidir sobre las medicinas. Si usted está ansiosa, su medicina será una que controle la ansiedad. Si está comiendo en exceso, se buscará una medicina que ayude a perder peso. En muchos casos los síntomas físicos mejoran antes que los emocionales.

El médico y el farmacista ofrecen información sobre los efectos colaterales. Los cambios en el deseo sexual producidos por algunas medicinas antidepresivas merecen mencionarse. Pueden producir problemas que algunas pacientes no se atreven a discutir, pero deben hacerlo, porque hay soluciones que incluyen cambiar la dosis o la medicina.

Nuestra recomendación es continuar las medicinas por varios meses después de que los síntomas desaparecen. Los pacientes que han tenido una depresión crónica, depresiones repetidas o depresiones que no responden completamente al tratamiento, necesitan continuar el tratamiento por períodos más largos, a veces por períodos indefinidos. Estos últimos pacientes son la minoría. La mayoría mejora y continua su vida normal.

Aquí presentamos algunos temas que se deben discutir antes de comenzar la medicina y antes de dejarla:

- Todas las medicinas y suplementos que la persona toma.
- Cuando dejar la medicina, y que sucede si se abandona bruscamente.
- El uso de alcohol durante el tratamiento.
- Si usted quiere comenzar el tratamiento lentamente, su médico puede hablarle sobre las dosis mínimas efectivas.
- Los antidepresivos que han estado en el mercado por más tiempo incluyen los siguientes:
- Amitriptilina, amoxapina, clomipramina, desipramina, doxepina, imipramina, maprotilina, nortriptilina, protriptilina y trimipramina. Contemporáneos de estos que

necesitan cuidado con la dieta son fenelzina y tranil-cipromina.

- Los nuevos antidepresivos tienen menos efectos colaterales y no tienen los efectos cardiovasculares que eran problemáticos en el pasado.
- Los nuevos antidepresivos incluyen a bupropion, citalopram, fluoxetina, fluvoxetina, mirtazepina, nefazodona, paroxetina, sertralina, trazodona y venlafaxina.
- La psicosis usualmente se manifiesta por ideas delirantes, alucinaciones o conducta inexplicable. Desde hace cinco décadas ha habido medicinas antipsicóticas. Las que han estado en el mercado por más tiempo incluyen:
- Clorpromazina, haloperidol, mesoridazina, molindona, perfenazina, pimozida, proclorperazina, tioridazina, tiotixina y trifluoperazina.
- Los nuevos antipsicóticos tienen menos efectos colaterales. Entre ellos se encuentran:
- Aripiprazol, clozapina, quetiapina, olanzapina, risperidona y zipradisona.
- El uso de los nuevos antipsicóticos se está extendiendo al tratamiento de estados de ansiedad, agitación, manía, y probablemente otros. El tratamiento puede ser a corto o a largo plazo.
- Las medicinas para la ansiedad mejor conocidas son las benzodiazepinas, las que combinan efectividad con el problema de la dependencia, de manera que las dosis tienen que calcularse para que se obtenga el efecto terapéutico sin crear nuevos problemas.

Entre las benzodiazepinas en uso frecuente se encuentran:

- Alprezolam, clonazepam, clorazepato, clordiazepoxida, diazepam y lorazepam.
- Otras medicinas para la ansiedad incluyen:
- Buspirona, hidroxizina y la mayoría de los nuevos agentes antidepresivos.
- Debemos indicar aquí que los mejores resultados con todas estas medicinas se logran si la paciente aprende lo necesario sobre la medicina y sigue las instrucciones cuidadosamente.
- Otro grupo de medicinas son los agentes que permiten mantener un balance emocional. Se usan en pacientes que han tenido episodios de trastorno afectivo. Los más antiguos, mejor conocidos y aún hoy los más efectivos son el litio y el valproato. Otras medicinas que se están desarrollando pueden llegar a considerarse igualmente efectivas.

Drogas no aprobadas

Por lo menos en los Estados Unidos, hay pacientes que primero quieren ensayar hierbas y compuestos "orgánicos" o "naturales" cuyos peligros tienden a ignorar. Nosotros pensamos que las medicinas aprobadas por el gobierno federal son la mejor alternativa. No es raro ver a un paciente que no mejora con medicinas usualmente efectivas, y que después de negarlo varias veces, confiesa que ha estado tomando compuestos "naturales" que pueden interferir con su salud y con su tratamiento. Después de todo, la mayoría de los venenos que conocemos son "naturales."

EL ENFOQUE BIO-PSICO-SOCIAL

Así como pensamos que los síntomas de la enfermedad emocional se originan en el cerebro, también pensamos que cada enfermedad se desarrolla en un ámbito familiar, social y de trabajo que influye tanto la enfermedad como el tratamiento, y que cada factor en la vida del paciente merece atención.

Suponiendo que ya sabemos la condición física del paciente y hemos hecho un diagnóstico adecuado, el planteamiento terapéutico seguirá los puntos siguientes:

- ¿Necesita medicinas? ¿Qué clase? ¿Cuál? ¿Qué dosis? ¿Con evaluación cada cuanto tiempo?
- ¿Qué psicoterapia? Favorecemos los puntos a los que nos referimos en el segundo capítulo sobre la necesidad de rectificar pautas ilógicas del pensamiento. También deseamos enfocar los factores interpersonales que requieren atención, tales como pérdidas, transiciones y conflictos. Estamos a favor de usar técnicas especializadas para los trastornos de la ansiedad, los trastornos obsesivo-compulsivo, la manía, la anorexia nerviosa y varios otros. De esto ya hemos hablado en el cuarto capítulo.

Queremos saber con quién vive la paciente, cuál es la dinámica interpersonal en el hogar, y cuáles son las fuentes de soporte emocional que posee. Deseamos aumentar lo bueno y revisar lo que se puede mejorar.

Un empleado satisfecho es un empleado trabajador. Deseamos conocer las dinámicas en el trabajo y la forma como afectan al paciente. Queremos cambiar factores que llevan al abatimiento y al pesimismo.

Cuando hablamos con pacientes que tienen muchos problemas en varias áreas, a menudo lo invitamos a nuestra clínica, donde usamos una diversidad de estrategias, incluyendo entrenamiento en técnicas de adaptación, psicoterapia de grupo, educación sobre los trastornos mentales y sus terapias, y participación en grupos de soporte.

PAULINA SIGUE ADELANTE

Paulina continúa ayudando a las latinas a que usen cada mecanismo que ofrece la comunidad para ayudarse a sí mismas y ayudar a otras. Paulina cree que una comunidad fuerte es el mejor comienzo para que cada individuo crezca y se fortalezca hasta el límite. Cree que cada problema es un reto que lleva a una superación mayor.

PASOS HACIA UNA SALUD MENTAL MEJOR

Trate de conocer los recursos de su comunidad mejor, y piense en lo que usted haría para ayudarse a sí misma y ayudar a otros en situaciones de crisis. Pregúntese como podría mejorar los servicios que existen en este momento.

SEPTIMO CAPÍTULO
El cerebro

No hace mucho se pensaba que las emociones estaban en el corazón y el cerebro era para pensar. En realidad el corazón es un músculo que empuja la sangre a través del cuerpo y el cerebro regula todas las funciones del organismo. Así como el cerebro tiene una función ejecutiva en el lóbulo frontal, también tiene una función emocional que ocupa estructuras cerebrales importantes cada vez mejor reconocidas.

Algunos de los transmisores de mensajes en el cerebro influyen nuestros pensamientos y nuestros sentimientos. Su función se puede medir con métodos que siguen mejorando. Cada vez se usa mejor nuestro conocimiento sobre ellos para llegar a mejores terapias. Si vamos a usarlas, debemos reconocer algunos principios:

1) Todos los problemas emocionales tienen una representación en el cerebro y en su funcionamiento.

2) Los trastornos mentales no son diferentes de otros trastornos que afectan los órganos del cuerpo. En el caso de los trastornos mentales, el órgano es el cerebro.

3) A medida que reconocemos mejor las funciones del cerebro, nos volvemos más capaces de vencer las enfermedades resultantes de cambios en esas funciones.

4) Todas las terapias tienen su lugar. Los choques electro-convulsivos continúan siendo la mejor terapia para muchos pacientes con enfermedades serias. La psicoterapia es parte del tratamiento de todos los pacientes.

5) No hay escuelas de pensamiento en psiquiatría. A medida que avanzamos y entendemos los mecanismos básicos de cada enfermedad, nos encontramos más cerca de un acuerdo en relación a las mejores terapias.

6) Cada paciente es el mejor aliado en la lucha contra todos los problemas que estudia la psiquiatría.

8

EN LA PENUMBRA

LEONOR

Néstor había sido uno de los pacientes más difíciles entre los que venían a la clínica para pacientes con esquizofrenia. Rara vez cumplía una cita, rara vez se comunicaba con otros, rara vez daba a entender que comprendía las instrucciones para su tratamiento.

La situación progresivamente cambió a lo largo de muchos meses en que recibía inyecciones de un agente antipsicótico cada tres semanas. Al principio era difícil continuar un tratamiento metódico, hasta cuando Néstor se dio cuenta de que perdía su precario balance con la realidad cuando no recibía la inyección. Poco a poco empezó a cumplir todas sus citas. Al mismo tiempo empezó a vestirse mejor, a hablar más coherentemente, y a aumentar sus contactos sociales. Cuando le preguntábamos por su familia, Néstor decía que nadie vivía en la ciudad, que todos se habían ido.

Nos costó mucho trabajo establecer una relación con Leonor. Había venido a buscar ayuda después de que había pasado por una larga cadena de romances, desatinos amorosos, enfermedades transmitidas sexualmente, depresiones de larga duración, y conflictos interpersonales.

Aunque Leonor, elegante, atractiva y amigable, siempre atraía a otros, sus relaciones eran transitorias y cambiaban rápidamente. También nuestra relación con ella tenía muchos cambios. A veces venía regularmente por varias visitas, y después desaparecía por muchos meses, para regresar con más problemas y más infortunios. Usualmente venía de emergencia porque necesitaba ayuda de inmediato.

Leonor nos había relatado que sus problemas comenzaron con un tío que la cuidaba cuando niña mientras su madre trabajaba. Este tío se tomó toda clase de libertades con ella, Leonor se quejó a su madre, hubo una pelea entre las dos, la madre acusó a Leonor de mentir, y poco después, a la edad de quince años, Leonor dejó su hogar para nunca volver. Un año después se casó por primera vez.

Un día Leonor vino sin cita en una de sus visitas de emergencia. Cuando oímos el ruido en la sala de espera y salimos a investigar la causa, Leonor sacaba a Néstor, en medio de gritos e insultos. Resulta que Néstor había sido el tío de la historia, y ni siquiera sabia que Leonor venía a la clínica. Néstor había estado esperando su cita. Leonor misma había perdido contacto con Néstor por muchos años, y claramente no lo quería ver de nuevo. Afortunadamente Leonor aceptó que nadie en la clínica sabía de la relación entre los dos.

APRENDIENDO A QUERERSE A SÍ MISMA

¿Qué tiene que ver el amor con la psiquiatría? Mucho más de lo que parece. Entre las preguntas que nos hacemos sobre nuestros pacientes, quizás aun más que la habilidad para trabajar, es la habilidad para establecer contacto emocional y compartir con otros.

El deseo de ser conocidas, amadas, respetadas y conectadas con otros quizás es lo que nos permite levantarnos de la cama todos los días. Necesitamos contactos afectivos para mantenernos saludables. Desde el comienzo de la vida, necesitamos la ayuda de otros para crecer y progresar. Es posible que la necesidad no termine nunca. Los contactos personales de la niñez son la base para contactos con otros que se convierten después en nuestro grupo de apoyo, tanto dentro como fuera de la familia. Quienes no tuvieron la fortuna como niños de ser queridos y estimulados consistentemente, tienen dificultad después en confiar en otros.

Probablemente es cierto que si queremos cambiar un mundo que nos parece inhóspito, tenemos que preguntarnos que clase de persona vemos cuando nos miramos en el espejo. Si queremos cambiar, tenemos que comenzar por conocernos, por aceptarnos a nosotras mismas, y quizás llegar a aumentar nuestras miras, y realmente festejar nuestros triunfos.

Es sorprendente toda la gente que no está dispuesta a amar a la persona que se refleja en el espejo. Algunas parecen tener un grado universitario en atacarse a sí mismas y una maestría en devaluarse a sí mismas. Esto no aparece de la noche a la mañana. En el mundo moderno, parece ser necesario que nos menospreciemos para poder admirar lo que no necesitamos, de manera que terminamos basando nuestra imagen de nosotras mismas en el carro caro, la casa excesivamente grande, o el número de personas que nos sirven. Madres como Leonor no están preparadas a enseñar autoestima, porque ellas no la han tenido.

Una mujer que basa su imagen en los peores momentos que ha tenido en su vida, o en el número de desastres que ha vivido, puede terminar con una imagen errónea, como persona destinada a sufrir, como individuo predispuesto a lo malo, o como mujer incapaz de resolver aun el problema más pequeño. Esto, por supuesto, viene de la aplicación frecuente de los principios erróneos del pensamiento de los que hablamos en el segundo capítulo. Una evaluación más justa podría demostrar que la persona ha fallado menos y triunfado más de lo que parece, que los aciertos han sido muchos, y que generalmente ha hecho las decisiones apropiadas. Nos ayudamos más si lo consideramos todo, tanto lo bueno como lo malo. Esto con frecuencia nos lleva a un aumento en el orgullo personal.

El amor y el orgullo personales requieren la misma atención que se le da a una planta: deben robustecerse y crecer. Llevan a enriquecer nuestras vidas en dos direcciones: aumentar los contactos personales que nos dan la seguridad, y usar nuestro espíritu de empresa y de progreso para encontrar nuestro lugar en la vida.

Se dice que las mujeres latinas se han educado para enriquecer sus vidas con un esposo y una familia. Creemos que esta es la mitad de la verdad. También deben educarse para usar su inteligencia, dinamismo y espíritu de empresa en los campos de las negaciones, la política y las profesiones que les dan un sentimiento de superación social. Josefina no tenía duda de esto. Anita y Leonor lo aprendieron. Anita utilizó la protección que ofrecía la familia de Josefina. Leonor siguió un camino más largo.

En su terapia, Leonor aprendió que sufría un desorden bipolar en el que alternaban largos períodos de depresión con períodos de irritabilidad, conducta impulsiva y actividad excesiva. En los períodos de irritabilidad, se comportaba como si necesitara pelar con todos, pero realmente lanzaba los golpes de tal manera que ella misma terminaba herida. Poco después era víctima de sentimientos de culpa e ideas de fracaso y de inferioridad social. Era como si la agresión de unos pocos días continuaba con tristeza de mucho más larga duración. La psicoterapia y las medicinas que estabilizaban sus reacciones afectivas gradualmente la llevaron a disminuir sus cambios y aumentar los períodos en que tenía control racional sobre su conducta. Entonces comenzó a prosperar.

Terminamos el sexto capítulo con un ejercicio que le puede ayudar a examinar la forma como usted se juzga a sí misma. Una vez que reconoce las formas en que lanza cuchillos en su propia dirección, empiece un programa para aumentar su amor propio y su orgullo personal. No espere hasta cuando otros expresen su amor. Si usted no se lanza flores a sí misma, no las espere de otros. Si no ve en el espejo a la persona que quiere ser, no espere que otros vean algo distinto. Con estímulos apropiados, usted puede aumentar su sensación de valor individual.

Un ejercicio

Aumentando el amor propio

- *Cada día escriba en su diario algo positivo acerca de sí misma. Si no puede pensar en algo, pregúnteles a sus familiares y amigos si le pueden dar ejemplos.*
- *Cada día haga algo positivo para usted misma: Haga algo que le gusta, le intriga o la satisface. Vaya al cine, al parque o a la playa,*

llame por teléfono a una amiga, escriba una carta a alguien cuya correspondencia le gusta, camine por media hora con una amiga cercana, visite a una vecina que le agrade, prepare una comida con una receta nueva.

- *Cada día pregúntese cuantas veces se ha atacado a sí misma ese día. Pregúntese cómo paso esto. Pregúntese que medidas puede tomar para disminuir y finalmente, con el tiempo, abolir los ataques.*
- *Fíjese en los comentarios negativos que otros le hacen. Si usted ve que claramente no tienen mérito, considérelos información negativa. Diga diplomáticamente que siempre aprecia el criticismo constructivo, pero no aceptará convertirse en la víctima de los prejuicios de otros.*
- *Si está en una relación destructiva, quizás necesita ayuda profesional. Mejor disuelva la relación de inmediato.*

NUEVAS RELACIONES

Parte de su plan para recuperar y mantener el amor propio es crear y aumentar relaciones personales que le ayuden a sentirse bien con usted misma. Quienes se están recuperando de pérdidas, infortunios, desengaños y otras experiencias negativas, pueden haber aumentado sus defensas, de manera que evitan contacto cercano con otros. Sin embargo, nuevas relaciones significan nuevas aventuras, muchas veces positivas y enriquecedoras.

Puede ser que usted se diga a sí misma que no puede ir a través de otro desengaño. Si siente esto, quizás debe preguntarse si espera de nuevas relaciones lo que usted debe obtener de sí misma. Quizás espera que sus relaciones le demuestren que usted debe ser amada, respetada y acogida. Quizás primero debe estar interiormente preparada a sentirse así, antes de pensar en relaciones personales que le produzcan estas satisfacciones.

Si usted enfoca sus relaciones con su esposo, sus hijos o sus amigos con el deseo de que ellos le den una identidad, se va a sentir defraudada. Si esto ya le ha pasado, el tiempo ha llegado para pensar de nuevo y estudiar su vida y sus esperanzas más cuidadosamente. Aunque hay libros y amigos que ayudan, un período de terapia le puede indicar el camino hacia replantear su vida en términos que lleven a las satisfacciones que desea.

Todos los que hemos tratado de patinar o de montar en bicicleta sabemos que el aprendizaje se acompaña de muchas caídas. Después de las caídas vienen los momentos en que nuevas habilidades conducen al éxito. Hay muchas clases de relaciones que producen satisfacciones. No todas son iguales.

Se ha hablado de muchas clases de amistades:

AMISTADES DE CONVENIENCIA. Tal es la vecina que es siempre cortés y ayuda cuando sea necesario, pero mantiene su distancia.

AMISTADES ALREDEDOR DE UN INTERÉS ESPECIAL. Tales son las amigas con quienes participamos en un deporte, un club o una actividad cívica, con quienes nunca aumentamos la relación porque no participamos juntas en otras actividades.

AMISTADES HISTÓRICAS. Estas fueron más cercanas en el pasado, y ahora pertenecen a las memorias y al grupo que es parte de nuestra historia personal, aunque ahora tenemos poco en común.

AMISTADES DE LAS ENCRUCIJADAS. Tales son las amistades que comienzan en momentos especiales, como durante la vida de estudiante, en el ejército o en otros programas en que se desarrollan conexiones intimas que continúan a través de la vida, aun si no hay contacto personal.

AMISTADES ÍNTIMAS. Con estas personas compartimos nuestros sueños, nuestros pensamientos y nuestra vida privada. Estas son amigas que saben de nuestros deseos, de nuestras angustias y de las emociones que compartimos con muy pocos.

AMISTADES A TRAVÉS DE LAS GENERACIONES. Muchas de estas relaciones son especialmente importantes. A veces producen los mismos sentimientos como aquellos entre una madre y una hija. Usualmente hacen que la persona mayor se sienta útil y apreciada, y la menor se sienta protegida y mejor guiada.

Muchos hemos presenciado estas clases de relaciones entre las mujeres en nuestra familia, en nuestro vecindario y en los grupos a que pertenecemos. Aquellas que no han tenido esta oportunidad y no han pensado sobre las muchas maneras en que nos podemos relacionar, pueden haber perdido tiempo, pero no completamente la ocasión de aprender: en el largo camino de las transacciones sociales a través de la vida, siempre hay momentos en que aprendemos lo nuevo y más valedero.

Hacer relaciones con otras mujeres es esencial en nuestra salud mental, pero a veces hay que vencer barreras. Nuestro deseo de competir puede llevarnos a palabras o acciones que alejan a otras personas. Las situaciones de competencia pueden comenzar en el hogar: competencia entre las hermanas, competencia con uno de los padres por la atención del otro, o cualquier otra situación en la que miembros de la familia entran en fricción creada por ambiciones parecidas. La competencia puede convertirse en una característica permanente en la vida de la persona.

Recientemente ha habido otro factor. El afecto entre mujeres es natural y enriquecedor. En la mayoría absoluta esta relación no tiene implicaciones sexuales. A pesar de esto, algunas creen que cualquier expresión de afecto puede ser malentendida por la otra persona o por quienes la observan. La actitud resultante ciertamente limita las oportunidades de compartir y de gozar lo que otras pueden ofrecer.

Es cierto que hay mujeres atraídas por otras mujeres. No es raro que se encuentren y formen relaciones íntimas y duraderas que aumentan el valor de sus vidas. El secreto es ser honestas acerca de sus sentimientos, de manera que puedan hacer decisiones basadas en la realidad y no en prejuicios o en esperanzas equivocadas.

Muchas mujeres han formado relaciones que realmente salvan vidas. Hay estudios que demuestran que mujeres que han sobrevivido el cáncer del pecho viven mejores vidas si participan con otras en grupos de soporte. La ayuda y el empuje que reciben las mujeres que cuentan con la ayuda de otras mujeres emanan de principios que han sido expuestos por Cecilia Jennings Bryant en forma tersa:

• No hablaré negativamente de otra mujer, ni permitiré que se hable mal de otra en mi presencia.

- Guardaré información confidencial como un secreto sagrado.
- No permaneceré callada cuando otra mujer incurra en acciones o actitudes que la puedan destruir.
- No obstruiré la vida de otra mujer emocional, profesional, sexual, espiritual o financieramente.
- Aumentaré el sentido que cada mujer tiene de su belleza ofreciéndole mi afirmación de ella.
- No explotaré o pondré en ridículo, ni negaré o dañaré en ninguna forma las cualidades de otra mujer.
- Ayudaré a las mujeres que logran posiciones de liderazgo a evitar el sufrimiento que su posición les produce.
- Que lo que yo haga por otras mujeres se manifieste en mi propia vida.

Aunque la amistad no tiene sustituto, muchas mujeres han encontrado sabiduría, ejemplos, y lecciones sobre la vida a través de personajes en novelas y otras obras de literatura.

Aprendiendo como otras manejaron problemas similares a los nuestros nos da un mejor armamento para enfrentar la vida. Hay mujeres que se encuentran en callejones sin salida porque no han aprendido que su situación no es única, que otras han pasado por ella, y han seguido un camino diferente y más prometedor. Nuestras lecturas nos dan una oportunidad privilegiada para estudiar las vidas de otras y sus decisiones. Estas vidas pueden ser un espejo de las nuestras. Saber esto disminuye el sentimiento de que nuestros problemas son únicos, y nos libra del aislamiento que resulta. Entonces somos capaces de ver nuestras vidas a través de un lente más positivo.

Poco a poco entre las latinas se consolida la admiración y se sigue el ejemplo de las muchas mujeres que han ejercido la fuerza de sus convicciones para buscar justicia, libertad o un mejor vivir. Las Madres de la Plaza de Mayo en Argentina han atraído atención mundial por su constancia en buscar justicia. Entre las muchas convulsiones políticas en América Latina, aún en los tiempos coloniales, siempre ha habido mujeres que mostraron su valor en momentos difíciles. La heroína Policarpa Salavarrieta estuvo lista a morir por el logro de la independencia de España. Una placa en Bogota, Colombia, rinde homenaje a Manuelita, quien salvó al Libertador Simón Bolívar de un atentado contra su vida. En San Diego, donde hemos tenido una clínica latina por treinta años, rendimos homenaje a Laura Rodríguez, quien se atrincheró en un edificio público hasta cuando las autoridades le permitieron iniciar allí los primero servicios de la clínica. Las acciones de estas mujeres abren derroteros para muchas otras.

Hablando de relaciones personales que llevan al matrimonio, cada cual necesita todo el coraje y el soporte que pueda obtener. El hallazgo de la persona que compartirá nuestras vidas está lleno de obstáculos y de oportunidades. Ambos miembros de la pareja traen a la relación sus experiencias, sus sueños y el "entrenamiento" que tuvieron en la casa. Usted aprendió mucho cuando su madre decidió preparar una comida, o no prepararla. También cuando expresó amor y soporte u odio y rechazo hacia su esposo. Usted aprendió de lo que sus padres hicieron o no hicieron, lo que dijeron o no dijeron. También aprendió de como respondieron a sus manifestaciones de afecto hacia ellos, de como respondieron a sus preguntas sobre el amor y el sexo. En medio de todo, usted puede haberse dicho que se casaría con un hombre como su papá, o que definitivamente buscaría a alguien muy diferente.

Todos desarrollamos a través de la vida formas de relacionarnos con los hombres y con las mujeres que nos rodean mientras crecemos y cuando llegamos a la vida adulta. Terminamos creando un estilo de relacionarnos que puede ser exitoso o puede llevarnos al fracaso.

Aun creciendo en medio de la cultura latina, es difícil no tener que enfrentarse con maneras de relacionarse que se asocian con otros grupos. En Estados Unidos, hay siempre oportunidad de reaccionar al individualismo, al aprecio excesivo de bienes materiales, y al deseo de gratificación inmediata.

Con el aumento de contactos entre grupos culturales diferentes, entre muchas naciones, y entre individuos que se asocian por razones de educación o de negocios aunque no hablan el mismo idioma, se visten en forma diferente y no comparten mucho, hay algo de la identidad personal que se pierde. Nos beneficiamos de recordar lo que nos une a los latinos:

La risa. Nos expresamos con las manos y confirmamos mucho con una sonrisa o con la risa sonora que se asocia con un buen chiste. Nuestros comediantes a veces nos hacen reír sin decir nada. Hay gentes que transmiten el humor con gestos o palabras mínimas. Habremos perdido mucho cuando empecemos a creer que casi todo es absolutamente serio o que no hay un sentido jocoso en casi todos los sucesos diarios.

El grupo. Sea en la familia, en el trabajo, en grupos sociales o en labores que benefician a la comunidad, nos movemos, pensamos y decidimos en grupos. Si perdemos esto, habremos perdido la oportunidad de ayudarnos constantemente.

La fiesta. Organizamos una fiesta por cualquier cosa. Si el carro ya no funciona y esperamos a que un mecánico lo arregle, y si todos en el taller compartimos la cultura latina, pronto hay una fiesta con chistes, risa y música. Así sucede aun cuando la fiesta comienza en la sala de espera de un médico.

La amistad. La palabra "amigo" se usa entre personas que hablan inglés para tratar de expresar el sentido tan personal que los latinos y las latinas le damos a la palabra. Amistad entre latinas incluye el deseo de ayudar, la lealtad y el interés en contribuir a la vida de la otra persona.

La lealtad. La amistad y la lealtad son prácticamente lo mismo. Si esta persona es su amiga, puede contar con que su presencia y su soporte cada vez que sean necesarios.

Lo fresco. Quienes venden víveres a las latinas saben que todo lo fresco se vende, y todo lo que sugiere "menos fresco", como comidas enlatadas, pollos refrigerados y sopas preparadas no se venden. La compañía "Gigante", comenzó con un éxito fenomenal en California. Basta ver sus vegetales, que parecen recién cogidos, y sus frutas frescas para saber las razones.

La religión. Sea católica o de otra índole, nuestra forma especial de religión sugiere algunos de los ritos pre-cristianos. Las autoridades en la materia nos pueden decir a qué Jesús encomendarse, o a qué santo hablarle. La religión, siempre presente, incluye los deseos, aspiraciones y sueños de casi todo el mundo.

Cuando todo lo anterior se junta, se está hablando de una cultura latina que protege, produce placer y con frecuencia enriquece.

La cultura no es suficiente. Estaremos mejor si en cada relación somos capaces de entender a la otra persona y establecer metas para nuestra interacción con ella.

Ya hemos mencionado como los pensamientos y los sentimientos van juntos. Una vida temprana de abuso y rechazo no lleva a los mejores pensamientos y puede dejar un rastro de falta de amor propio, ausencia de metas, y relaciones desastrosas. Si usted ha sido una víctima del abuso, tiene que pensar en los efectos que sufre y en las medidas que debe tomar, incluyendo ayuda profesional.

Aun con una niñez perfecta, cada relación con otras personas necesita todo el cuidado de una planta. Así como las plantas solamente crecen con ciertas condiciones de calor, de humedad, de sol y de sombra acompañados de nutrientes apropiados, una relación con otra persona necesita atención tanto a lo que la hace crecer como a lo que la destruye.

A veces, después de haber tratado todo lo que podemos, fracasamos en una relación que considerábamos parte integral de nuestro futuro. Tenemos que rechazar la tendencia a pensar que es nuestra vida la que ha fracasado. Debemos tener suficiente amor propio para movernos de una relación a otra, de las metas de ayer a los planes de mañana. Tenemos que pensar que la vida siempre puede ofrecer nuevas ocasiones de gozo y de triunfo.

¿Si no tuvimos una niñez propicia y feliz, podremos ser buenos padres? Lo haremos mejor si recordamos que ser padres se entiende mejor si nos consideramos las personas encargadas de proteger y de ayudar a nuestros hijos. Si pensamos que estamos a cargo de crear el medio y las condiciones que les permitan desplegar sus alas con confianza y volar por sí solos, habremos empezado a cumplir nuestra misión. Esto significa que vemos a nuestros hijos independientemente de las emociones creadas por fracasos y sueños personales no valederos para ellos. No podemos encargar a nuestros hijos de que logren lo que nosotros queríamos y modelen su vida para complacernos. Ellos merecen la libertad de llevar como adultos la vida que ellos quieran.

LEONOR SIGUE ADELANTE

La última vez que vimos a Leonor fue en una reunión para crear una clínica que va a ofrecer servicios especializados de salud mental a la población latina. Leonor nos dijo que la clínica se financiará con los resultados de la misma: si los latinos somos más saludables y vigorosos, tendremos el dinero para sostenerla. Esto ha sucedido en el pasado y, en los planes y sueños de Leonor, sucederá de nuevo.

PASOS HACIA LA SALUD MENTAL OPTIMA

Trabaje a diario para mejorar sus relaciones, importantes o no. Tome un fracaso como un reto, y un nuevo problema como la ocasión para lograr más. Es bueno recordar que es mejor haber amado y fracasado, que nunca haber amado.

OCTAVO CAPÍTULO
Los Trastornos bipolares II

En capítulos anteriores hemos hablado sobre la depresión y la manía. Cuando un paciente tiene cuadros de manía, con frecuencia alternando con depresiones, se habla de Trastorno bipolar I.

En los Trastornos bipolares II, el paciente nunca ha tenido un episodio de manía y ha tenido uno o más episodios de depresión. Alternando con los episodios de depresión, el paciente sufre episodios de hipomanía.

La hipomanía consiste de un periodo de afecto elevado, expansivo o irritable que dura por lo menos cuatro días, y es claramente diferente del estado normal del paciente.

Leonor sufría Trastorno bipolar II. Un diagnóstico adecuado fue decisivo para obtener un tratamiento exitoso y una vida mucho mas normal.

Los Trastornos bipolares II merecen nuestra atención porque son comunes, pero difíciles de diagnosticar. Si uno no identifica los periodos de hipomanía, queda con la impresión de que la paciente solamente sufre depresiones. Es probable que la paciente busque ayuda solamente cuando está deprimida, y no identifique o no recuerde cortos periodos de hipomanía. Cada terapista debe preguntar por manifestaciones de hipomanía en pacientes que tienen una historia de depresiones repetidas.

9

EN EL MEDIO
DE LA TORMENTA

PATRICIA

En el mundo de Patricia la alegría, el cariño, la risa y las fiestas habían sido habituales. Patricia nunca supo que sus padres ponían la mejor apariencia en una familia de diez personas en la que la mayoría trabajaba, pero malamente alcanzaba a sobrevivir. Las angustias económicas de los padres nunca fueron parte de la vida de Patricia. Como todo se repartía y todo se usaba, parecía que no había escasez de nada. Siempre había vestidos, heredados en la familia a través de dos o tres generaciones. Siempre había tortillas, siempre había unos centavos para ir de compras a la tienda. En muchos sentidos, Patricia como niña era una millonaria pobre.

Patricia y su familia vivían en el barrio, la sección de San Diego que se había convertido en el centro latino. Las amigas de la infancia se convirtieron en las condiscípulas tanto en la escuela primaria como en la secundaria. Patricia empezó la escuela en su idioma nativo, pero pronto aprendió el inglés sin ningún problema. Su familia, como casi todas en el barrio, era bilingüe, con un idioma para la casa y otro para la escuela.

Patricia se graduó con notas que le permitieron adquirir una beca para la universidad. A pesar de que su padre no había tenido más que unos años de escuela, siempre había mostrado facilidad en los cálculos matemáticos. El talento se había transmitido a los hijos, de manera que tres se graduaron de ingenieros. Patricia obtuvo un grado en administración de negocios, y rápidamente logró empleo con una compañía de transporte donde compartía oficinas con cerca de treinta empleadas, ninguna de ellas latina. Aunque era una de las más jóvenes, entró con un sueldo más alto que la mayoría.

Desde el principio Patricia sintió una atmósfera fría en la oficina, y una formalidad excesiva de parte de sus compañeras. Al principio le hablaban lentamente como si Patricia no pudiera entenderlas. Después simplemente no le hablaron más a no ser que fuera absolutamente necesario. La situación se volvió peor seis meses después, cuando Patricia fue ascendida a una posición de supervisora.

Patricia pronto empezó a encontrar problemas inesperados. Alguien cortó las llantas de su carro. Su escritorio se cayó un día porque alguien había removido varios tornillos. La caída del escritorio fue seguida de risas y aplausos. Otro día su vestido se lleno de tinta que alguien había regado en su silla. En los sanitarios aparecieron letreros que decían "No emigrantes" o "Mexicanos fuera."

Una llamada anónima clarificó la situación: La mujer que llamaba dijo que lo hacía porque se sentía culpable. Ella y sus amigas veían a Patricia como una advenediza que había venido a quitarles un puesto bueno a otras que, en la opinión de ellas, lo merecían más porque eran mayores y habían estado trabajando para la empresa por meses o años. La posición de supervisora había aumentado los sentimientos negativos. La persona que llamaba pedía perdón, pero le aconsejaba a Patricia que buscara otro trabajo.

Patricia consulto con la directora del departamento, quien sugirió una reunión con el grupo. Las compañeras de trabajo se manifestaron sorprendidas de lo que Patricia decía, dijeron que Patricia trataba de acusarlas de todo lo malo que le pasaba, ninguna podía imaginarse el origen de los letreros, y todas ofrecieron ayudarle a seguir adelante. El mismo día, al caer de la tarde, una piedra quebró uno de los vidrios en la casa de Patricia.

En las semanas siguientes alguien rayó la pintura de su carro, aparecieron nuevos letreros en los sanitarios, y empezaron a perderse papeles importantes del escritorio de Patricia.

LA DISCRIMINACIÓN

Hace unos años la Asociación Psiquiátrica Americana convocó una reunión para discutir los efectos de la discriminación. Los participantes quisieron definir el problema. La discriminación, dijeron, existe cuando un grupo mayoritario usa las características de una minoría para tomar acción en contra de ella. Aunque Patricia había pasado la primera parte de su vida en lugares y circunstancias en que no había sido expuesta a la discriminación, ahora, en su empleo, siendo una minoría, se encontraba en una situación en la que su apariencia física, su forma de vestir, sus ideas y formas de expresarse, podían tomarse como indicadores de que era diferente y por lo tanto vulnerable.

Como se acostumbra entre las latinas, Patricia buscó el consejo de su familia, sus amigas, sus antiguas consejeras en la universidad, y otras personas. Eventualmente se encontró en el consultorio de psiquiatría que le ayudó a definir mejor sus emociones.

Primero que todo, el problema no era de Patricia. Sus compañeras habían creado un problema para la compañía en que trabajaban.

El miedo, la rabia y el odio eran emociones que no iban a ayudar y se necesitaba controlar. Patricia necesitaba pensar claramente y ayudar a formular soluciones valederas. De esto ella no tenía duda: una actitud pasiva no llevaría a nada, y cualquier acción que tomara tendría que ser efectiva en llegar a soluciones. Ella estaba contenta con su trabajo e iba a luchar por él.

LAS FASES DEL PROBLEMA

Los incidentes de discriminación pasan por varias fases:

Los antecedentes. Patricia no tenía experiencia ni estaba preparada. Sus conversaciones con su familia y con otros le dejaron en claro que la discriminación era frecuente y destructiva, que ella debía prepararse para enfrentar una situación desconocida para ella, y que había maneras de responder que podían ser constructivas.

El incidente. Un análisis de la situación llevó a todos los amigos de Patricia a pensar que probablemente había lideres y seguidores entre sus atacantes, que probablemente había testigos que podrían dar testimonio valedero y que, con base en la llamada anónima, se podía predecir que no todas las compañeras estaban en acuerdo unánime.

La estrategia. El consenso de las amistades de Patricia fue de que debía hacerse un análisis de todos los hechos, seguido de un relato detallado que debía presentarse a la directora del departamento, acompañado de una petición de que las acciones contra Patricia cesaran de inmediato.

La reacción. Las consejeras de Patricia se preguntaban si ella sería capaz de tomar la experiencia como una oportunidad para continuar su crecimiento emocional, integrar en su vida las reacciones de otros, y usar su nuevo conocimiento para ayudar a otros.

PATRICIA SIGUE ADELANTE

Se dice que una manera de abordar problemas es hacer una nota sobre ellos, guardarla, y examinarla tres días después. Muchos problemas para entonces han desaparecido o tienen soluciones imprevistas. El problema de Patricia duró más de tres días. Mucho más.

Un vecino oyó el ruido de los vidrios rotos en la casa de Patricia y tomó la licencia del carro de donde provenía la piedra. Resultó que pertenecía a una compañera de trabajo. Su confesión a la policía implicaba a algunas personas más. Estas eran las mismas que habían sido vistas en los sanitarios cuando los letreros aparecieron.

Patricia presentó los hechos a su directora y pidió que se tomara una acción valedera para que la situación terminara.

Hubo una reorganización del departamento que puso a Patricia cerca de un nuevo ascenso.

Patricia ahora dicta conferencias sobre reacciones emocionales y racionales a incidentes de discriminación.

Un ejercicio

Escriba en su diario la historia de incidentes de discriminación por los que usted ha pasado. ¿Cuáles fueron sus reacciones? ¿Cómo los recuerda? ¿Ha sido capaz de vencer los sentimientos negativos? Si aún existen, ¿cómo interfieren con su vida? ¿Necesita ayuda para seguir adelante?

Una historia de los latinos emergiendo en medio de muchos problemas existe en el sur de Arizona, donde personas de extraordinario valor crearon la clínica de la Frontera, un ejemplo de esfuerzo, cooperación y avance en medio de dificultades. Nelba Chávez adquirió renombre nacional por su liderazgo en esta clínica. Años después, el presidente Clinton la nombró para la posición más prestigiosa ocupada por una latina durante su administración: Directora de los Centros Nacionales para Combatir las Adicciones y Proteger la Salud Mental. Por seis años en esta posición la Dra. Chávez le dio brillo a los latinos.

¿Qué está haciendo usted para proteger y mejorar a las latinas? Hay un numero grande de grupos comunitarios que apoyan, educan y mueven a las latinas hacia una mejor vida.

PASOS HACIA UNA SALUD MENTAL MEJOR

Haga un esfuerzo para identificar situaciones en que usted fue afectada por la discriminación. ¿Cómo reaccionó? ¿Le quedaron heridas? ¿Han sanado? Si no, ¿qué planes tiene para seguir adelante con su vida? Si necesita ayuda profesional, no dude en conseguirla. Su vida debe ser determinada no por los que la hieren sino por lo que usted logra.

NOVENO CAPÍTULO
Los trastornos de ajuste

Patricia sufrió un Trastorno del ajuste. Este trastorno se manifiesta por cambios emocionales o de conducta en respuesta a una situación de angustia. Los cambios ocurren en los tres meses que siguen al comienzo de la situación.

Los síntomas tienen significado clínico debido a la severidad de la angustia y al daño en el funcionamiento social, ocupacional o académico.

Una vez que la situación de angustia ha terminado, los síntomas no duran por más de seis meses. Ayuda profesional usualmente permite una resolución más rápida.

La riqueza
de la raza

LA VIRREINA

Tenía muchos títulos, era directora, doctora, profesora, tutora, consejera, ama de casa, líder popular, defensora de los estudiantes y más. Sin embargo, cuando la conocimos parecía que solamente tenía dos títulos: una minoría, generalmente los que la conocían muy poco, la llamaba la Señora Virrey. Todos los demás, lo que quiere decir casi todos, le decían La Virreina. Nadie usaba este título en su presencia, aunque ella sabía que así se la llamaba. Nadie se había atrevido a discutir el título con ella.

Cuando la conocimos, ya hacía muchos años que se había retirado como Directora del Departamento de Trabajo Social en la universidad. Era difícil saber que se había retirado. Había logrado mantener en el bello campo universitario una oficina grande, llena de papeles, de gente y de actividad. Parecía que pertenecía a cada comité de la universidad y de la comunidad que tuviera que ver con los latinos. En cada reunión era escuchada y respetada. Ella era la que sabía la historia detallada de todo lo que había pasado en San Diego, al parecer desde cuando se fundó como San Miguel en 1542. Cuando se hablaba de servicios sociales, ella era la que sabía quien había hecho algo, bueno o malo, y cuales eran las consecuencias presentes. Con frecuencia comenzaba a hablar diciendo: "Yo sé que todos ustedes saben esto..." Y procedía a decir algo que nadie había oído antes.

Se decía que ella había fundado el Departamento de Trabajo Social, que ella personalmente había escoltado y protegido a las primeras latinas que se graduaron, y que ella personalmente había conseguido empleos para todas. Su uso del lenguaje era muy especial: aunque había vivido toda su vida en Estados Unidos, su inglés era salpicado con español, de manera que podía terminar un párrafo en inglés diciendo en español "y eso es todo". También comenzaba sus palabras en inglés con frases en español como "déjame explicarte," o "tienes que pensar que..." Si una persona con nombre español insistía en hablarle en inglés, ella siempre contestaba en español, diciendo "mijita, si se te olvidó tu idioma, vas a tener que recordarlo para hablar conmigo". Esto podía suceder con latinas que nunca habían hablado español. Cuando alguien lo comentaba, ella decía: "como luce la chamaca, mejor aprende español, si no, nadie le va a hacer caso".

La Virreina era claramente un producto del mestizaje latino. Sus facciones y sus ojos grises hablaban de su herencia europea. Su tez morena atestiguaba sobre sus raíces americanas. Ella siempre se encargaba de aumentar su apariencia latina con su uso de vestidos y con el arreglo de su cabello, a veces en trenzas. Quizás este entusiasmo por todo lo latino era una explicación parcial de su desazón con su título de Virreina, y las connotaciones de que ella era una importación de España.

El apellido Virrey era el de su esposo. Ellos habían sido compañeros en la escuela secundaria, y se habían casado cuando ambos tenían 18 años. Poco después el se unió a la Marina de Guerra, esperando usar su servicio militar para avanzar en sus estudios y adquirir una profesión. El Sr. Virrey murió en la guerra de Corea, y su viuda decidió seguir usando su apellido, ir a la universidad, y adquirir todos los títulos posibles, lo que había más que hecho.

Dos experiencias modelaron su vida futura: la muerte inesperada de su esposo después de un matrimonio muy corto, y su vida en la universidad. La sensación de pérdida absoluta e irreparable cuando enviudó, poco a poco se convirtió en un deseo de hacer sola lo que su esposo y ella se habían propuesto. Con la ayuda de becas y de su familia, ella logró entrar a una de las mejores universidades del país. Habiendo dejado el Sur de California para vivir en Nueva Inglaterra, inmediatamente se encontró sola, con poco en común con sus compañeras, y siempre añorando a su familia, a sus amistades y a su ambiente en California. La sensación de estar en una cultura y en un mundo diferentes la impulsaron a estudiar las artes liberales, finalmente dedicándose a la sociología. Durante este tiempo empezó a viajar a América Latina cada vez que podía. Esto lo continuó por el resto de su vida.

Una vez que obtuvo su grado en sociología, regresó a California, y obtuvo una maestría en Trabajo Social en Los Angeles. Poco después, en compañía de otras colegas interesadas, su unió a la facultad del nuevo Departamento de Trabajo Social en San Diego. Al mismo tiempo fue aceptada como candidata para un doctorado en Trabajo Social, el que obtuvo viajando constantemente entre San Diego y Los

Angeles. Después de un período muy corto, se encontró como Directora de Trabajo Social en la universidad. Tuvo esta posición por más de treinta años.

Identidad, cultura, tradiciones y valor personal

Temprano en su carrera la Dra. Virrey escuchó a la Dra. Raquel Cortez, la famosa psiquiatra peruana que ya entonces iba en camino de convertirse en una autoridad mundial sobre desastres. La Dra. Cortez invitó a la Dra. Virrey a sus investigaciones sobre reacciones a desastres en América Latina. La Dra. Cortez afirmaba que "los latinos vivimos continuamente enfrente de desastres, los que no son sorpresa. Lo sorprendente sería que pasaran tres meses sin que hubiera un desastre en alguna parte en América Latina". Cada vez que podía, la Dra. Virrey se unía a los grupos que iban a ayudar a las víctimas de erupciones de volcanes, terremotos, inundaciones, huracanes, y tantos otros desastres. Aquí la Dra. Virrey aprendió más sobre la naturaleza humana, sobre el heroísmo que muchos muestran en tiempos de infortunio, y sobre la entereza de los que lo pierden todo después de haber tenido muy poco.

Tratando de entender las fuerzas que ayudaban a las víctimas del infortunio, y usando el conocimiento obtenido en viajes anteriores, La Dra. Virrey llegó a pensar que en América Latina las cosas ocurren en ciclos. Que hay ciudades que periódicamente quedan destruidas por un terremoto e inmediatamente son reconstruidas. Que varias veces una situación trágica ha diezmado a una población, cuyo único objetivo inmediato es crecer de nuevo. Que gentes que han sufrido mucho esperan el próximo desastre con el deseo de sobrevivirlo. Que el apego de los latinos a sus ancestros y héroes en parte se debe al deseo de usar sus virtudes para vencer los obstáculos del futuro.

Gradualmente la Dra. Virrey se formó un concepto de los latinos como una gente favorecida porque desciende de muchas raíces valiosas. De los árabes que invadieron la península ibérica por siete siglos y de los españoles que la reconquistaron. De los americanos que hacían objetos de oro cuando todavía no existía Roma, y de los científicos de América Central que crearon astronomía, agricultura, medicina y literatura cuando la civilización aún no llegaba a Europa. La Dra. Virrey llegó a pensar que la única manera de entender a los latinos era estudiar y catalogar nuestros orígenes, nuestra cultura y nuestras tradiciones. Haciendo esto, ella podría enseñar aun mejor la clase de Trabajo Social.

La Dra. Virrey buscó todos los contactos que podía en la comunidad, porque pensaba que esta era la única manera de entender lo que pasaba y las reacciones que podrían ayudar. Con frecuencia ella veía en San Diego reflejos de la manera de ser de las gentes que había conocido en América Latina: el amor a la tierra de los gauchos argentinos y los rancheros mexicanos, la reverencia por los árboles, las flores, las raíces y todo lo que tenga vida en la naturaleza que se observa claramente en los indígenas peruanos y los brasileros del Amazonas; el amor al ritmo de todas las gentes del Caribe, y el amor a la familia, que parece ser la característica universal de los latinos. Todo esto se podía utilizar en sus enseñanzas sobre el servicio a la comunidad.

La identidad de cada persona se basa, decía la Dra. Virrey, en los pensamientos y en las emociones que son favorecidos por la comunidad. Si esta es relativamente homogénea, la comunidad tiene una cultura que se puede reconocer y usar para el bien de los miembros. La cultura crea tradiciones. El valor personal, dentro de la comunidad, se basa en seguir estas tradiciones, que se supone favorecen una mejor adaptación.

Lo opuesto, cuando la identidad de cada persona se origina en influencias que van en direcciones opuestas, cuando la comunidad deja de existir, cuando no hay una cultura cierta, es difícil encontrar bases para aumentar el sentido de valor personal. La Dra. Virrey sostenía que si se aumentaba el sentido de comunidad, y se afianzaban más los valores y las tradiciones de la cultura latina, cada quien tendría una oportunidad de aumentar su amor propio. Esta manera de pensar llevaba a la Dra. Virrey a proponer que se hicieran todos los esfuerzos posibles para que la cultura latina floreciera en todos los lugares donde hubiera una concentración creciente de latinos.

Humanismo, espiritualidad y ciencia

Sus estudios de las artes en la universidad le dieron a la Dra. Virrey una curiosidad creciente sobre pintura, escultura, música, historia y evolución social. Continuó estudiando estos temas por el resto de su vida. Sus estudios de trabajo social le dieron las maneras de enfocarse a las necesidades de la comunidad. Progresivamente se dio cuenta que había poca diferencia entre las expresiones de una comunidad y sus necesidades físicas y emocionales. Sus viajes a través de América Latina le confirmaron que cada comunidad era un poco diferente en estos aspectos.

Sus viajes a las reservaciones indígenas de Colombia y a los ejidos de México la convencieron que quienes vivían allí habían adquirido su propia adaptación, y aceptarían el cambio solamente cuando no hubiera alternativas que parecieran mejores. Como prueba, ella mostraba fotografías de un cultivo de truchas en las montañas de Colombia, el que pertenecía a una tribu indígena. También tenía fotos de antenas parabólicas saliendo de las casas humildes de labradores en las regiones más apartadas del Estado de Chihuahua en México, y cultivos de camarones en los desiertos de Baja California. También tenía muestras de las armas de cacería usadas en las selvas del Amazonas desde tiempos inmemoriales. Ella había llegado a pensar que lo que pasaba por el avance de la civilización europea no era más que la imposición de ideas extranjeras en la vida de gentes que habían vivido con otros conceptos y otras percepciones por muchos años. La Dra. Virrey proponía que cualquier cambio que se hiciera, debía ser voluntario y debía mostrar beneficios inmediatos.

Un ejemplo de los cambios que la Dra. Virrey proponía era los que ella y otras habían instaurado lentamente en la dieta latina del Sur de California. Con la ayuda de muchas cocineras conocedoras, habían creado tamales, enchiladas y tacos con pocas calorías pero con un sabor similar al de las comidas que habían producido trastornos metabólicos en el pasado. Decía ella: "si usted no produce la comida que luce como antes y tiene el sabor de antes, está perdiendo el tiempo". Esto, opinaba ella, es humanismo.

Como había dedicado su vida a seres humanos con necesidades inmediatas, la Dra. Virrey no tuvo tiempo de pensar sobre temas de espiritualidad hasta mucho después en su vida. Ella proponía que una vida espiritual rica era la de la persona que tenía una visión global y práctica de otros seres humanos, que tomaba acción porque se necesitaba, que valoraba sus esfuerzos de acuerdo con los resultados, y que no se preocupaba por consideraciones personales sino por consideraciones que abarcaban a la comunidad. Cada vez que alguien le preguntaba sobre la relación entre esto y la religión, ella contestaba que sus ideas se aplicaban al grupo y la religión era algo individual.

La Dra. Virrey creía que la ciencia produciría soluciones para los problemas de supervivencia, mantenimiento de la salud, y progreso personal. También ella creía que el avance de la ciencia no tenía relación directa con el avance de cada individuo. Pensaba que el conocimiento práctico y útil avanzaba en círculos concéntricos, y a veces no pasaba del primer círculo, el más cerrado, el que solamente favorecía a los más cercanos a quienes hacían el descubrimiento. Ella pensaba que la mayoría de los latinos vivían y morían muy lejos del conocimiento que necesitan para mejorar sus vidas.

Dos problemas que la Dra. Virrey examinaba con frecuencia eran el pesimismo y el fatalismo que emergen cuando las latinas deben hacer decisiones sobre su cuidado médico. El pesimismo afecta sus actitudes sobre las enfermedades que más afectan a la población latina, incluyendo la diabetes. Si tres o cuatro personas en la familia han sufrido las complicaciones de la diabetes, parece lógico pensar que todos los miembros tarde o temprano morirán de lo mismo, y el tratamiento sólo retarda lo inevitable. La Dra. Virrey generalmente abordaba el problema recordándoles que hace poco tiempo muchas morían de infecciones adquiridas durante el parto, perdían sus hijos debido a enfermedades infecciosas, y veían a otros morir debido a la tuberculosis y a las enfermedades cardíacas congénitas. Ya esto es más que todo una memoria. ¿Por qué no usar este conocimiento para tomar medidas que permitan vencer otras enfermedades?

El fatalismo parece iniciarse con un concepto moral de la enfermedad: "Si estoy enferma, es un castigo divino. Mi sufrimiento no solamente pagará por mis faltas, sino que también puede lograr que sea perdonada". Esta clase de ideas no deja ningún lugar para que la persona tome la enfermedad como un fenómeno natural, use la mejor ciencia posible, y se libre de ella. La Dra. Virrey les recordaba a sus alumnas que debían estar preparadas a combatir esta forma de pensar, indicándoles que la enfermedad ocurre debido a causas naturales, que no tiene que ver con conceptos religiosos, y que es mucho más lógico hacer todo lo posible para preservar la salud.

El río Amazonas

La Dra. Virrey había viajado muchas veces siguiendo el cauce del río Amazonas. Ella se lo imaginaba como al caudal de la humanidad. Como el Amazonas y sus muchos tributarios en el norte de Sur América, la humanidad sigue un cauce determinado desde el nacimiento hasta la muerte, nunca con la misma velocidad o en la misma ruta. El Amazonas a veces sigue varios cauces al mismo tiempo, a veces forma lagos, y a veces parece detenerse a llenar un valle. La vida de la humanidad también sigue muchos derroteros, se detiene con frecuencia, y a veces avanza rápidamente. El marco de los latinos es vertical, desde Tierra del Fuego hasta Alaska. El del

Amazonas es horizontal, casi desde el Océano Pacífico hasta el Océano Atlántico. La Dra. Virrey soñaba con llevar a todas sus estudiantes a la cuenca del Amazonas a explicarles que, como sucede con el río, cada decisión que se hace en el curso de la vida, lo cambia, lo hace muchas veces mejor, y puede detenerlo para formar un lago hermoso o una arena movediza. Así como el río está sujeto a lluvias torrenciales, desbordamientos y momentos de calma en que parece que nada se mueve, la vida humana va por ciclos, algunos enriquecedores y otros marcados por incertidumbre. La Dra. Virrey creía que así había sido su propia vida.

Aparece la Virreina

Personas interesadas en el devenir de la Dra. Virrey decían que nadie la habría llamado "Virreina" al comienzo de su larga carrera en la universidad. Siendo joven, aún sin un doctorado y en un departamento recién inaugurado, ella trabajaba constantemente, estudiaba todo lo que podía y trataba de crear una identidad para sí misma. Paulatinamente pasó de tratar de imitar a sus antiguas profesoras, a tratar de definirse a sí misma. Le sirvieron mucho sus lecturas sobre mujeres que habían sobresalido porque habían tratado de usar lo que creían que era lo más importante en sus posiciones e ideas personales. A medida que el tiempo pasaba y sus credenciales aumentaban, la Dra. Virrey decidió que las suyas eran varias identidades compatibles: la directora, profesora y tutora que impartía conocimientos sobre servicios comunitarios desde el punto de vista de las necesidades de la población latina. Cuando alguien le preguntaba sobre otras poblaciones, ella contestaba "Si nos encargamos del eslabón más débil de la cadena, habremos arreglado la cadena."

Hemos oído que la palabra "Virreina" empezó a usarse cuando la Dra. Virrey, ya como Directora del Departamento, viajaba a otros departamentos a ayudarles, a conseguir miembros de la facultad, a dar conferencias, o a participar en comités en que se definía el futuro de programas de trabajo social. Parecía que era tanto la embajadora de su departamento a otros en ciudades lejanas, como la persona que traía de allá ideas estimulantes de cambio y de progreso.

El nombre "Dra. Virrey" finalmente pareció desaparecer en los últimos lustros de su labor como Directora. Aunque aparecía en todas las comunicaciones escritas, nadie lo usaba en conversaciones habituales o en referencias a la Directora. La regla inmutable era que no se usaba enfrente de ella.

La primera vez que vimos a la Virreina, ella indicó que probablemente no trabajaríamos mucho juntos porque ella ya se había retirado. Alguien nos advirtió que esto quería decir que ella estaba grandemente interesada y participaría en el proyecto. La advertencia fue correcta: La Virreina continua siendo una persona de gran influencia en casi todo lo que tenía que ver con servicios comunitarios.

Creímos que cuando conocimos a la Virreina, ella ya había dejado por mucho tiempo de preocuparse por los problemas y los obstáculos diarios en su vida. Había llegado a pensar que era tiempo de dedicarse a la influencia que ella tendría en la identidad de quienes un DÍA la reemplazarán en sus labores.

Un ejercicio

Escriba en su diario varias ideas sobre su identidad personal:

¿Cuáles son cinco frases que representan lo que yo soy?

¿Estoy satisfecha con mi imagen de mi misma?

¿Cómo puedo cambiar? ¿Para qué?

¿Qué más puedo hacer por otros? ¿Por mi comunidad?

¿ Cuáles son las cinco frases que definirían lo que yo realmente quiero?

¿Puedo llegar allá? ¿Cómo?

¿En que forma me parezco a la Virreina?

¿En que forma soy diferente?

Hacia una salud mental óptima

Se ha dicho que todos nacemos con órdenes selladas. Es nuestra responsabilidad, cuando aún estamos aquí, abrirlas, descifrarlas y usarlas. ¿Cuáles son las suyas?

DÉCIMO CAPÍTULO
Cuando los problemas psiquiátricos comienzan

Como muchos profesionales interesados, la Virreina sabia que los problemas emocionales ocurren generalmente a edades específicas:

Los desórdenes resultantes de problemas durante el embarazo y alrededor del parto usualmente se identifican antes de la pubertad.

Muchos problemas psiquiátricos, incluyendo la mayoría de los trastornos de ansiedad, la enfermedad obsesivo compulsiva, la esquizofrenia, y las adicciones, generalmente aparecen antes de los treinta años, y con frecuencia una década antes.

La depresión y los problemas bipolares pueden aparecer a cualquier edad.

Las demencias tienden aparecer en las últimas décadas de la vida.

Estas distinciones tienen valor práctico, porque un trastorno del pánico que aparezca a los cuarenta años puede tener una explicación totalmente diferente de la que aparece a los veinte años. Una psicosis que aparece por primera vez a los cincuenta años puede tener un significado muy diferente del que hubiera tenido a los dieciocho años.

II

Las pautas
y las reglas

CAROLINA

Carolina tuvo una madre que se pre12ocupó desde el principio por darle una sensación de orgullo personal, de satisfacción por sus logros, y un deseo enorme de triunfar.

El parto había sido complicado, largo e inesperado. La familia había estado a muchas horas del hospital cuando comenzó. De la emergencia en el hospital la madre pasó rápidamente a la cirugía, y Carolina nació al parecer muerta. Pasó meses en incubadoras, y aun parecía demasiado pequeña y demasiado frágil cuando su madre la llevó a la casa. Desde cuando Carolina era una infante, la madre se asesoraba del pediatra, de los educadores que conocía y de todos los que tenían opiniones. La madre había estado determinada desde el principio a lograr que Carolina llevara una vida normal

Carolina tenía parálisis cerebral. Tardó en caminar usando músculos espásticos que se movían más que despacio, aprendió a hablar en una voz lenta que hacía pensar que ella pronunciaba cada palabra con dificultad. Poco a poco empezó a valerse por sí misma, siempre con el apoyo materno. Desde cuando comenzó a hablar, hizo claro que poseía una inteligencia brillante y un sentido del humor que siempre la sacaba de situaciones difíciles.

Conocimos a Carolina cuando ella tenía 35 años y dirigía un Centro de Rehabilitación. Con ayuda de su familia, de muchos amigos y de auxilios del gobierno, el centro se dedicaba a habilitar a personas con problemas mentales o físicos para que fueran financieramente independientes y capaces de una rica vida social, usualmente en la compañía de otros clientes del Centro. Carolina había adquirido, con donaciones y con auxilios del gobierno, un viejo hotel donde vivían muchos de sus clientes.

Carolina se reía de todo. Se reía de los aparatos de metal que tenía que usar para poder caminar. Decía que tenía que hacer chistes porque necesitaba que la gente le prestara atención durante los largos periodos que necesitaba para terminar sus palabras. No era raro que se presentara a dar una conferencia con un video. Ella explicaba que el video contenía la conferencia sin las pausas y sin los sonidos guturales accesorios. Nunca ningún grupo aceptó el video. Todos la querían oír.

Los padres de José eran ambos sordos. Se habían conocido en una universidad en el este de los Estados Unidos que les había enseñado a adaptarse a una vida muy productiva. José creció hablándoles por signos y adquirió una excelente habilidad con este lenguaje. Vino al Centro de Carolina como jefe del servicio de sordos y mudos. Su admiración por ella pasó al amor, hubo un romance de varios años, y finalmente un matrimonio que produjo tres hijos normales.

Así como Carolina había aprendido el abecedario que le permitía escribir, así había aprendido un abecedario emocional e intelectual que le permitía funcionar en medio de problemas físicos, en medio de problemas financieros y programáticos constantes en su Centro, y las tensiones resultantes de sus esfuerzos para llevar una vida hogareña que muchas veces se mezclaba con la vida del Centro.

El abecedario de la Salud mental a:

A

ACTIVA. Cada aumento en nuestra actividad física repercute en nuestro bienestar emocional. Ser activas significa que no dejamos que la vida nos pase al lado, significa que la manejamos y logramos lo mejor de ella. Ser activistas significa que proponemos y logramos cambios que mejoran muchas vidas.

ADELANTE. Siempre adelante es la regla del éxito. A pesar de lo que pase, de las pérdidas, de los contratiempos, de los problemas, no podemos conquistar si no pensamos siempre en nuestras metas.

AFIRMATIVA. Declarando lo que somos y lo que queremos ser es el primer paso en llegar a donde queremos. El requerimiento mínimo es una declaración afirmativa para nosotras mismas o para otras cada día de nuestras vidas.

ALCANZANDO. Casi siempre hay alguien a quien no vemos al comienzo pero que puede ser la persona critica en nuestros planes. Alcanzar a todas las personas que pueden tener influencia en nuestras decisiones y acciones aumenta la probabilidad de éxito.

ALEGRE. Si nos lo permitimos, podemos llevar una vida de alegría. Esto requiere aprender a manejar las angustias y lograr tratamiento adecuado para los problemas emocionales. Creemos que el gozo de vivir está al alcance de quienes lo buscan.

ALERTA. Las oportunidades vienen y van. A veces llegan y salen de repente. Tenemos que estar listas para reconocerlas y aprovecharlas, sabiendo que pueden no regresar.

AMANDO. El verdadero amor hacia otros comienza con nuestro amor propio. Si podemos darnos crédito y confianza a nosotras mismas, lo podemos hacer con otros, de manera que podemos cultivar centros de cariño en muchos lugares.

APRENDIENDO. La vida nos da lecciones diarias. La vida misma está caracterizada por cambio, de manera que podemos esperar nuevas percepciones y nuevas lecciones todo el tiempo. Sabremos aprovecharlas si somos capaces de percatarnos de ellas y utilizarlas.

ARRIESGADA. Aceptando que debemos cuidarnos de los aspectos negativos, debemos atrevernos, debemos arriesgar algo, a veces para lograr mucho. Necesitamos el coraje requerido para preguntarnos lo que no sabemos, hacer una cita con quienes nos pueden ayudar, criticar a un maestro ignorante o a un funcionario injusto, dejar una relación que está fracasando, y empezar un nuevo proyecto a cualquier edad de la vida. Helen Keller nos ha recordado que "la vida es una aventura arriesgada, o no es nada".

ATENTA. Cada día trae momentos de satisfacción, de maestría, de placer en la compañía de otros. No podemos dejar de reconocerlos y gozarlos. Así contribuimos a hacer nuestra existencia más valiosa y más estimulante.

AVANZANDO. No es cierto que hay una edad para cada cosa. Cada cosa llega a cada quien a una hora diferente en la vida. Vivir es desarrollarse, crecer, pensar mejor y vivir mejor. Los frutos a lo último son la serenidad y la sabiduría.

AYUDANDO. La mejor manera de validar nuestra existencia es ayudar a otros. Con frecuencia encontramos que crecemos intelectual y emocionalmente por lo que hacemos por otros.

B

BUSCANDO. Lo que sabemos nos ayuda a hacer más preguntas. La mayoría de las respuestas para los problemas de hoy requiere nuevas y más avanzadas formas de pensar.

C

CALMADA. Las mejores decisiones y los mejores planes son hechos por aquellas que han descansado suficientemente, se han dado tiempo para pensar y evaluar alternativas, y llegan a la determinación final a través de un proceso lógico

CAPAZ. Debemos reconocer nuestros poderes y nuestras habilidades. Debemos usarlos para nuestro propio avance y el de nuestra comunidad. Debemos usar tiempo y energía en encontrar y mejorar nuestras capacidades.

COLÉRICA. Debemos aprender a reconocer nuestros momentos de cólera. Todos tenemos estos momentos. Debemos reconocerlos y manejarlos si queremos evitar las consecuencias negativas en nuestra actitud y en nuestras relaciones. Que algo nos infunda rabia es normal. Puede ser de algún beneficio si lo encausamos hacia consecuencias positivas.

COMPETENTE. Todas tenemos cualidades y habilidades que se pueden mejorar a diario. Logramos mejor lo que queremos si a diario tratamos de mejorar lo que somos. A medida que avanzamos más hacia lo que queremos, mejor podemos usar nuestro ímpetu. Aún mejor si lo podemos comunicar a nuestros hijos y a muchos otros.

COMPROMETIDA. La vida brinda más placeres si tenemos metas y propósitos, especialmente si incluyen a nuestras familias, a nuestras amigas, a nuestra comunidad y a las instituciones que apreciamos. Todas se pueden beneficiar de nuestro esfuerzo.

CORTÉS. Se dice que lo cortés no quita lo valiente. En un mundo que es a veces frío u hostil, nunca se pierden nuestros esfuerzos para mostrar cortesía y soporte hacia los demás, aun hacia aquellos que empezamos a conocer.

CRECIENDO. Aunque el crecimiento físico tiene un límite, el crecimiento intelectual y emocional continua a través de la vida.

CREYENTE. Debemos tener fe en nosotras mismas y en todos los conceptos y principios que nos han ayudado en el pasado.

CUIDANDO. Debemos enriquecer nuestras vidas con la noción de que podemos mejorar las de otros. A veces alguien nos lo recuerda. ¿Qué tal la advertencia del piloto al empezar un viaje aéreo? "En caso de emergencia y de una caída en la presión de la cabina, quienes están viajando con niños pequeños deben ponerse primero sus propias máscaras y después ayudar a sus niños a ponérselas". El cuidado que usted se da a sí misma es una indicación de su salud mental. Cuidarse no es egoísmo. Es algo esencial para sobrevivir.

D

DADIVOSA. Si nos conocemos a nosotras mismas, si sabemos lo que podemos hacer y lo que podemos pensar, seremos capaces de compartir nuestras, ideas, nuestros juicios, nuestra alegría, nuestros conocimientos, nuestras emociones, y nuestra capacidad de olvidar. Si podemos dar sin sentir que perdemos algo, hemos demostrado que realmente podemos compartir. Quienes dan demasiado o muy poco, probablemente aún están luchando con su sentido de amor propio. Las que saben dar también saben que se están dando a sí mismas.

DESEANDO. Nuestros deseos no deben conocer límites. Debemos extendernos más allá de nuestro bienestar personal al de nuestros familiares y amigos, al de nuestra comunidad y aun al de aquellos que aún no conocemos. Queremos sentirnos miembros de la humanidad.

DILIGENTE. Mantengamos nuestras miras en el futuro y preparémosnos para lograr lo que queremos. El pasado significa más que todo experiencia y buenas memorias. El presente y el futuro son lo que hagamos de ellos.

E

ELOGIANDO. Queremos ser capaces de elogiar libremente a quienes muestran su talento, su deseo de ayudar, su interés en su familia y amigos, su deseo de servir a la comunidad. El encomio es un ingrediente importante en nuestro esfuerzo para ayudar a otros a ser mejores.

ENFOCADA. Para poder avanzar es necesario tener objetivos. Entre todo lo que aparece enfrente de nosotras, sólo muy poco merece nuestra atención. Ser capaces de encontrar el foco es lo mismo que ser capaces de escoger objetivos que llevan adelante.

ENTUSIASTA. Prepárese a dirigir la marcha. Una vez que ha hecho una decisión, aumente el poder de ella con el fervor que atraiga a otras, convenza a las débiles y asegure la fuerza necesaria para el triunfo.

ESPERANZADA. La esperanza es el comienzo de las acciones hacia un porvenir mejor. Lo contrario, la falta de esperanza, es una característica de la depresión que indica la necesidad de atención profesional. Usar esta atención indica respeto y cuidado de sí misma.

F

FIEL. La fe en nuestra familia, en nuestra comunidad y en nosotras mismas mantiene a las latinas y a la comunidad latina en movimiento. Tenemos que tener fe porque creemos en nuestro destino.

FRANCA. Todas necesitamos ser francas con nosotras mismas a cerca de nuestras dudas, nuestras frustraciones, nuestros deseos y nuestros sentimientos. Debemos aprender a compartirlos con prudencia, cautela, honestidad y razones claras. Así como el abuso nace y crece en el silencio, una franqueza honesta es la madre de la libertad.

G

GOZANDO. Ser capaces de gozar lo que nos gusta es una muestra de buena salud mental. Quiere decir que hemos logrado un buen equilibrio entre las fuerzas de rigidez y de control que cohíben, y las fuerzas vitales de gozo que aumentan nuestro deseo de festejar la vida misma. Esto quiere decir que la ansiedad y la depresión no son capaces de quitarnos nuestra alegría.

H

HACIENDO. Aunque debe haber tiempo para descansar, nuestro valor se mide en lo que hacemos. Después de consultar, planear y pensar, es necesario hacer. Tenemos que caminar hacia nuestras metas diariamente.

HERMANDAD. Creemos que hay muchas hermanas que nos necesitan y no piden ayuda. Creemos que podemos influenciar muchas vidas para que sean mejores. La mejor influencia es la que logramos sin pedir nada en retorno.

HUMANA. Todas tenemos necesidades y no debemos negarlas. Todas necesitamos soporte, amor, calor humano, consejos y ayuda para seguir adelante. Entre más reconocemos lo que necesitamos y más logramos encontrarlo, mejor nos prepararemos para triunfar.

I

ILUMINADA. Debemos creer que tenemos la capacidad de crear y fortalecer la luz que nos indique nuestros senderos y nos permita ayudar a otros a buscar los suyos propios. Esta luz puede menguar y desaparecer cuando los problemas mentales agotan su energía.

INTERESADA. Nuestra salud y nuestra felicidad se deben a nuestras propias decisiones. Debemos protegerlas si queremos tener un futuro. Esto se aplica también a ayudar a aquellos entre nuestros familiares, amigos y conocidos que demuestran que no están siendo los mejores protectores de su salud.

INVOLUCRADA. No vivimos en una isla. Lo que ocurre en nuestra familia, nuestro vecindario, nuestra comunidad y nuestra nación a veces requiere acción decisiva. Esto requiere que manejemos nuestro tiempo y nuestra energía de manera que, después de satisfacer nuestras necesidades personales, aún nos quede tiempo y energía para nuestro trabajo, nuestra familia, nuestros amigos y nuestro grupo. También para amar, gozar y ser creativas.

L

LEVANTANDO. ¿A cuantas personas podemos levantar? Muchas más de lo que parece. Hay gente que no sabe lo que tiene o lo que puede. Un momento de generosidad de nuestra parte puede cambiar una vida.

LISTA. La preparación no comienza cuando el problema, la oportunidad y la nueva visión aparecen. Tenemos que prepararnos a usar nuestros talentos y energía tan pronto como sea posible.

LL

LLAMADA. Cada ser humano tiene una misión. Se puede encontrar y hacer crecer si uno cree que realmente existe. Saber que hay una misión permite llegar al fin del camino con la certidumbre de que uno ha cumplido su cometido.

LLORANDO. No hay nada que signifique pena o vergüenza cuando lloramos. Hay veces que nuestras lagrimas significan lo mejor que podemos brindar.

M

MEDITANDO. Un periodo de silencio en un lugar tranquilo permite reflexionar sobre eventos, decisiones y planes. Esta reflexión puede llevar a un cambio favorable en nuestras acciones. Siempre debemos recordar que la reflexión es una de las más altas actividades humanas.

MODESTA. Queremos ser capaces de pedir ayuda, de aceptar el consejo de otras, de oírlas con atención, de seguirlas cuando sus ideas son mejores que las nuestras.

O

OLVIDANDO. Tendemos naturalmente a seguir experimentando las emociones que sentimos cuando las cosas no iban bien, cuando alguien nos atacó, cuando alguien no nos dió una oportunidad, cuando alguien fué injusto con nosotras. Un paso hacia el progreso es olvidar estas emociones tan pronto como sea posible, y seguir adelante. Nadie niega que fueron naturales y se podían entender. Pero no se pueden convertir en una jaula que limita nuestro futuro. La habilidad para olvidar y perdonar se extiende a nosotras mismas. Podemos avanzar mejor si podemos dejar nuestras faltas en el pasado y recordar sólo las lecciones que aprendimos.

P

PELEANDO. No decimos atacando. Conocernos a nosotras mismas y a todos los demás es el comienzo de una guerra contra la ignorancia y las limitaciones que esta impone. Necesitamos ganar esta guerra.

PERSISTENTE. Entre los factores que más han contribuido a las satisfacciones de quienes triunfan, ninguno es tan importante como la capacidad de mantener un esfuerzo hasta obtener los resultados, aun si este esfuerzo dura toda la vida.

PODEROSA. Queremos darnos permiso para reconocer el poder que tenemos y los usos que podemos darle. Si no lo reconocemos, pasaremos mucho tiempo sin avanzar debido a sentimientos de humildad mal entendidos.

PREPARADA. Si el genio es uno por ciento inspiración y noventa y nueve por ciento perspiración, es claro que si vamos a tomar una acción, debemos hacerlo sólo cuando estamos seguras de que hemos planeado cada detalle.

R

RECUPERADA. La vida tiene montañas elevadas, pero también muchos valles. Aunque a veces salimos de la parte más baja sin ayuda, muchas veces necesitamos a nuestra familia, a nuestros amigos y a nuestros psiquiatras.

RENACIENDO. La vida comienza todos los días. Tenemos que ser capaces de cambiar hábitos que ya no ayudan y de buscar preceptos y conductas que facilitan una adaptación al futuro.

RESISTENTE. Hay veces en que el único camino es continuar lo que estamos haciendo. Los hijos vienen con una obligación que dura por lo menos 18 años, y usualmente mucho más. Un diagnóstico de cáncer indica muchas luchas para avanzar y nunca retroceder. Muchas veces el triunfo viene después de que el fracaso parece cierto. Nuestra resistencia aumenta si tenemos el apoyo de nuestra familia, nuestras amigas y nuestra comunidad.

RIÉNDOSE. La risa es una característica latina. Nunca debemos perder la oportunidad de expresar nuestro placer y agrado con la risa, la que afortunadamente es contagiosa.

S

SALUDABLE. Somos las guardianas de nuestra propia salud. A lo largo de la vida, nuestra salud representa los resultados de nuestra actitud hacia nosotras mismas. Aún en momentos de enfermedad, hay decisiones personales que aumentan la salud. Todas debemos vivir como si nuestras decisiones determinan un futuro mejor.

SANANDO. Las cicatrices son simplemente la muestra de que hemos vivido. Nadie ha existido sin sentir frustraciones, resentimientos, tristeza y la falta de seres queridos que han desaparecido. En el proceso de recuperación, queremos volver a ser lo que éramos, a veces más fuertes. Hemingway escribió que la vida nos quebranta a todos. Después de que sanamos, algunos somos más fuertes en el lugar de la quebradura. Las cicatrices son un aliciente y no un obstáculo para seguir adelante.

SENSATA. Aunque se dice que el sentido común es el menos común de los sentidos, podemos aprender a reconocerlo y a usarlo, de manera que nuestras decisiones, la forma como manejamos nuestras relaciones y nuestros proyectos, se puedan encaminar con el uso de la lógica.

SENSUAL. La vida sexual es normal y productiva. De hecho, es lo que mantiene a la humanidad viva. Conocer y gozar lo que sabemos sobre el intercambio entre los sexos incluye mucho de lo que es atractivo, estimulante y generoso en nuestras vidas. Lo más difícil es aprender a decir sí y no.

SÍ. Es una virtud estar dispuesta a decir SI cuando la oportunidad aparece, cuando hay obstáculos, cuando hay niebla que no permite una visión perfecta del futuro. Es más fácil decir NO, pero puede disminuir su vida por mucho tiempo.

SILENCIOSA. Si el silencio es oro y la brevedad es el símbolo de la razón, ambos son más importantes cuando creemos que sabemos y deseamos dirigir, pero antes queremos oír la opinión de otras.

SINCERA. Podemos avanzar más en nuestras vidas si podemos expresar lo que sentimos tan libremente como sea posible, de manera que nos despedimos cuando creemos que es hora de irnos, nos quedamos porque queremos, y tratamos de tomar decisiones de acuerdo con nuestros pensamientos y sentimientos.

T

TALENTOSA. La inteligencia y las habilidades que usted tiene son las armas que la naturaleza le ha dado para ayudar a otros. Úselas así. Mientras tanto, ayúdese a sí misma a apreciar lo que tiene, evadir cualquier tendencia a menospreciar lo que puede dar, y dar más de lo que cree posible.

TRIUNFANDO. Si logramos saber lo que tenemos y lo que podemos, si estamos dispuestas a tomar riesgos y a trabajar con diligencia, si no nos amilanan los obstáculos, entonces estamos listas para triunfar.

V

VALIENTE. Tenemos que seguir nuestros planes aun cuando haya dificultades. No hay nada que tenga valor que no requiera enfrentarnos a adversarios, a obstáculos y al infortunio. Siempre tenemos que recordar nuestras metas y no necesariamente los obstáculos.

VALORÁNDOSE. El sentimiento de valor personal se integra con el de habilidad para conquistar y el deseo de triunfar. Todo comienza con la convicción de que uno puede llegar a donde quiere.

VICTORIOSA. Si vamos a gozar las victorias grandes, debemos congratularnos por las pequeñas. Tenemos que pensar en todas nuestras victorias, no importa que tan pequeñas creemos que sean, de manera que podamos pensar en las más grandes.

VIGOROSA. Después de que la depresión ha sanado, después de que la tormenta ha perdido fuerza, podemos volver a lo que realmente tenemos: Podemos usar toda nuestra energía y todo nuestro poder para analizar de nuevo nuestra misión en la vida y nuestras maneras de alcanzarla.

X

XX. Ser mujer es un privilegio que se convierte en una razón de orgullo. No solamente usted necesita saberlo, es igualmente importante comunicarlo a otras. Le sorprenderán los buenos resultados de un mensaje positivo.

Z

ZAFIRO. Simplemente quisimos cerrar con una palabra que se asocie con cualidad, distinción y valor. Ojalá la lista de Carolina ayude a acumular mucho de esto entre nuestras lectoras.

Undecimo Capitulo

EL RETARDO MENTAL

Carolina probablemente tenía una inteligencia tan alta como la de un profesor universitario. Sin embargo, con su cara inexpresiva, sus movimientos lentos y poco coordinados, y su voz tan lenta, muchos habían dudado su talento. Esto es común. Una precaución obvia es no menospreciar a otros por la forma como lucen o hablan.

Hay preguntas que rápidamente nos dan una idea de que alguien usa su cerebro. Si la persona nos puede decir cuanto es 7 x 8, esta respuesta única nos hace pensar en una inteligencia en el rango de lo normal.

Una prueba fácil para descartar el retardo mental es la que sigue. Los puntos para cada pregunta están en paréntesis al final de ella:

_____ Dígame cuatro materiales que se usan para hacer casas (1–4)

_____ ¿Para qué se usa la arena? (1–4)

_____ ¿Cómo se llama el hielo después de que se derrite? (1)

_____ Si la bandera flota hacia el sur, ¿de dónde viene el viento? (3)

_____ ¿Cuántos minutos hay en una hora? (1)

_____ ¿Me puede decir el nombre de cuatro pescados? (4)

_____ ¿Por qué es mas frió en la noche que durante el día? (1–3)

_____ ¿A que hora del día es su sombra más pequeña? (3)

_____ Deme los nombres de cuatro ciudades (1–4)

_____ ¿Por qué la luna luce más grande que las estrellas? (2–4)

_____ ¿Qué metal es atraído por un imán? (2–4)

_____ Si la sombra está en el nordeste, ¿dónde está el sol? (4)

_____ ¿Dónde está el ecuador? (2)

_____ Más de 30 puntos excluyen la deficiencia mental

Índice